MENOPAUSA SEM MEDO

CARO(A) LEITOR(A),
Queremos saber sua opinião
sobre nossos livros.
Após a leitura, siga-nos no
linkedin.com/company/editora-gente,
no TikTok **@editoragente**
e no Instagram **@editoragente,**
e visite-nos no site
www.editoragente.com.br.
Cadastre-se e contribua com
sugestões, críticas ou elogios.

DR. IGOR PADOVESI

MENOPAUSA SEM MEDO

Descubra como a ciência da reposição hormonal pode resgatar sua energia, bem-estar e autoestima na menopausa

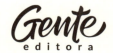

Diretora
Rosely Boschini

Gerente Editorial Sênior
Rosângela de Araujo Pinheiro Barbosa

Editora Sênior
Audrya Oliveira

Assistente Editorial
Mariá Moritz Tomazoni

Produção Gráfica
Leandro Kulaif

Coordenação Editorial
Amanda Oliveira

Preparação
Amanda Oliveira

Capa
Miriam Lerner

Projeto Gráfico e Diagramação
Márcia Matos

Revisão
Giovanna Caleiro

Impressão
Edições Loyola

Copyright © 2025 by Igor Padovesi
Todos os direitos desta edição
são reservados à Editora Gente.
R. Dep. Lacerda Franco, 300 – Pinheiros
São Paulo, SP – CEP 05418-000
Telefone: (11) 3670-2500
Site: www.editoragente.com.br
E-mail: gente@editoragente.com.br

Dados Internacionais de Catalogação na Publicação (CIP)
Angélica Ilacqua CRB-8/7057

Padovesi, Igor
  Menopausa sem medo: descubra como a ciência da reposição hormonal pode resgatar sua energia, bem-estar e autoestima na menopausa / Igor Padovesi. – São Paulo: Editora Gente, 2025.
  256 p.

Bibliografia
ISBN 978-65-5544-583-1

1. Menopausa 2. Reposição hormonal I. Título

25-0206   CDD 612.62

Índice para catálogo sistemático:
    1. Menopausa   612.62

NOTA DA PUBLISHER

O bem-estar feminino é um assunto que ganha cada vez mais espaço no debate público, e não são poucos os livros que buscam auxiliar a mulher contemporânea a se adaptar às dinâmicas de uma sociedade cada vez mais acelerada. Mas quando o assunto é a saúde da mulher madura, o cenário muda: silêncio, dúvida e vergonha ainda levam vantagem. A menopausa, vista por muitas como o "ponto final da juventude", é um exemplo: muitas mulheres afetadas por seus sintomas não encontram espaço para dialogar e tirar dúvidas nem no consultório médico.

Menopausa sem medo é um respiro no meio de tanta desinformação: dr. Igor Padovesi, um dos únicos especialistas em menopausa no Brasil, usa toda a sua expertise acadêmica e prática para desmistificar o tema e orientar as mulheres sobre as opções cientificamente comprovadas para uma transição menopausal sem tabu e sem sofrimento, com especial destaque para a terapia de reposição hormonal, tratamento há muito comprovado como seguro, mas que ainda é visto com desconfiança por médicos desatualizados e pacientes receosas.

A obra do dr. Igor é um convite mais do que bem-vindo para que você, leitora, descubra detalhadamente como as mudanças hormonais afetam o corpo feminino e quais são as melhores maneiras de garantir o bem-estar em todas as idades. Boa leitura!

ROSELY BOSCHINI
CEO e Publisher da Editora Gente

Dedico este livro, em primeiro lugar, à minha mãe, Ines, apoio incondicional e presença inabalável na minha vida, alicerce firme que sustentou todos os meus passos. Sempre ao meu lado, vibrando com minhas conquistas e me apoiando a cada novo passo rumo a novos horizontes.

À Beatriz, minha filha, hoje ainda uma menina, mas já a caminho de se tornar mulher. Que sua geração encontre um caminho mais iluminado, em que a saúde feminina seja compreendida, respeitada e valorizada, para que nunca precise enfrentar os mesmos desafios e silenciamentos que tantas mulheres de gerações anteriores viveram.

E, sobretudo, à minha esposa, Tassiane, minha alma gêmea, em quem encontrei paixão e amor, acolhimento e sintonia, química, encanto e um magnetismo inexplicável. Sua presença é um refúgio, seu olhar me lê sem precisar de palavras, e nossa conexão transcende a razão. Em você encontrei um amor que não apenas me fortalece, mas que acolhe minhas sombras e me impulsiona a ser cada dia melhor.

Nossa união também é um encontro de propósitos – um amor pela Medicina e pelo cuidado, pelo desejo genuíno de transformar vidas. Compartilhamos a vocação de cuidar, orientar e acolher, e foi essa missão que nos uniu também no tema deste livro. A menopausa se tornou a ponte entre nossas especialidades, Ginecologia e Endocrinologia, e nos levou a caminhar juntos nessa jornada de impacto e transformação. Este livro também é seu – não apenas porque nasce do que construímos juntos, mas porque é apenas uma amostra do que podemos criar, unidos em nossa missão. Sem você, ele simplesmente não existiria.

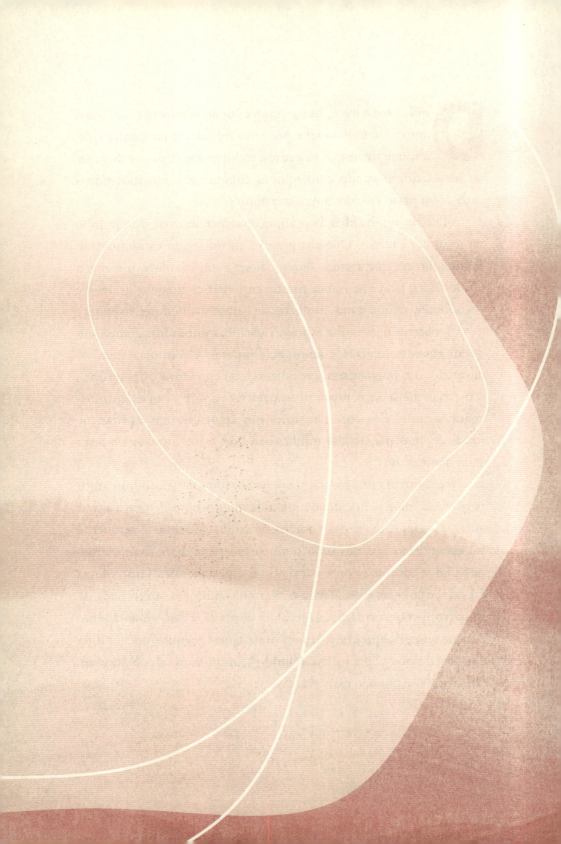

AGRADECIMENTOS

A elaboração deste livro foi uma jornada intensa e enriquecedora, e muitas pessoas tiveram um papel essencial para que ele se tornasse realidade.

Agradeço imensamente à Tainá, por ter sido uma parceira valiosa neste projeto, ajudando-me a traduzir em palavras a experiência e as ideias que eu queria transmitir. Trabalhar com você foi um processo leve, fluido e prazeroso. Sua atenção, dedicação e disponibilidade em cada etapa foram fundamentais para que este livro ganhasse vida.

Meu agradecimento especial à Editora Gente, que acreditou na relevância deste tema e abraçou a proposta desde o início. Em particular, deixo minha gratidão à Audrya, que participou mais diretamente de todo o processo de desenvolvimento do livro, guiando cada etapa com profissionalismo e cuidado. Este livro se torna um marco por ser a primeira referência publicada no Brasil sobre menopausa, com uma linguagem acessível e educativa. A saúde das mulheres maduras, historicamente negligenciada, merece mais atenção e informação de qualidade, e este livro tem um propósito maior: causar um impacto social positivo. Fico feliz que a Editora Gente tenha sido pioneira ao apoiar essa missão.

Sou profundamente grato à minha equipe de trabalho, que é quase inteiramente feminina e desempenha um papel essencial no dia a dia da minha atuação profissional. Sandra, Camila, Keila, Yáscara e Alexsandra, vocês são incríveis. Tenho o privilégio de contar com uma equipe coesa, integrada e comprometida, que mantém uma sinergia admirável entre si e comigo. Algumas estão comigo há muitos anos, outras chegaram mais recentemente para somar, mas todas compartilham a mesma dedicação e competência, sendo sempre reconhecidas e elogiadas por nossas pacientes.

Aos meus filhos, Guilherme e Beatriz, meu amor incondicional. Ser pai de vocês é uma das maiores alegrias da minha vida. Sempre priorizo nosso tempo juntos, mas há alguns momentos em que o trabalho exige mais de mim, e sou muito grato pela compreensão que vocês sempre demonstram. Sempre digo a vocês que o verdadeiro sucesso não se mede pelo dinheiro, reconhecimento ou fama, mas pelo impacto que causamos no mundo, pelo legado que deixamos e pelas vidas que transformamos. A Medicina me proporciona essa satisfação, e espero que, de alguma forma, meu exemplo os inspire a sempre buscar propósito e significado no que fizerem. À minha mãe, Ines, que tantas vezes me apoia ficando com eles quando minhas responsabilidades profissionais demandam mais tempo, meu reconhecimento e gratidão.

Agradeço também ao Moisés, estrategista digital e recente parceiro profissional, cuja chegada trouxe ainda mais força para os projetos de ensino e formação médica que desenvolvo. Nossa sintonia de trabalho tem sido fundamental para expandir os meus cursos e treinamentos, particularmente voltados ao aprimoramento dos médicos no cuidado com as mulheres na transição menopausal e na menopausa, tema central deste livro.

Mas, acima de tudo, um agradecimento muito especial às minhas pacientes. Várias de vocês me acompanham há anos, desde o início da minha trajetória profissional, e nossa relação muitas vezes vai além do atendimento médico – é uma conexão de confiança e proximidade que me honra profundamente. Algumas começaram comigo há muito tempo, durante suas gestações, e hoje tenho a grande satisfação de continuar cuidando delas em outra fase da vida, a transição menopausal. Outras chegaram mais recentemente, mas com todas compartilho o mesmo compromisso: oferecer um cuidado genuíno e acolhedor. Tenho também a alegria de ter amizades misturadas com o meu trabalho: amigas que se tornaram pacientes e pacientes que se tornaram amigas, reforçando o quanto as conexões humanas são a essência da minha prática profissional – e, mais do que isso, parte de quem eu sou. O prazer de me conectar genuinamente com pessoas, de criar laços que transcendem a relação médico-paciente, é algo que me move e me dá propósito. Cada história compartilhada, cada vínculo de confiança e afeto, reforça minha crença de que a Medicina vai muito além do conhecimento técnico – ela é, acima de tudo, um encontro humano.

Agradeço especialmente às pacientes que compartilharam seus depoimentos neste livro. Suas histórias darão voz a milhares de outras mulheres, ajudando-as a se reconhecerem e a buscarem assistência adequada. Saber que esse conhecimento pode encurtar o tempo de sofrimento de tantas mulheres é um dos grandes propósitos desta obra.

A todos que, de alguma forma, contribuíram para a realização deste livro, meu muito obrigado. Espero que esta obra cumpra seu papel de levar informação, acolhimento e transformação para tantas mulheres que precisam e merecem um olhar mais atento para sua saúde.

NOTA DE EDIÇÃO
Esta obra contém amplas pesquisas e vasta referência bibliográfica. Por conta disso, não há muitas notas de rodapé – optamos por deixar todas as referências ao final do livro, organizadas por capítulo.

SUMÁRIO

PREFÁCIO 15
INTRODUÇÃO 18
CAPÍTULO 1 - Tabu, vergonha e desinformação 31
CAPÍTULO 2 - Reconhecendo a perimenopausa:
 o que seu corpo está dizendo 48
CAPÍTULO 3 - Desigualdade de gênero, aumento da
 longevidade e desinformação generalizada ... 65
CAPÍTULO 4 - A terapia hormonal: aliada
 para uma longevidade saudável 87
CAPÍTULO 5 - Como a perimenopausa e a menopausa
 afetam o seu corpo 98
CAPÍTULO 6 - Tudo o que você precisa saber
 sobre a terapia de reposição hormonal 121
CAPÍTULO 7 - Implantes hormonais:
 uma discussão importante 143
CAPÍTULO 8 - Tratamentos não hormonais:
 informações e opções disponíveis 170
CAPÍTULO 9 - Uma janela de oportunidade 185
CAPÍTULO 10 - Fitoterápicos, vitaminas e suplementos:
 possibilidades e pontos de atenção 199
CAPÍTULO 11 - Preparando-se para a sua consulta 213
CAPÍTULO 12 - Celebrando a autonomia 230
NOTAS 235

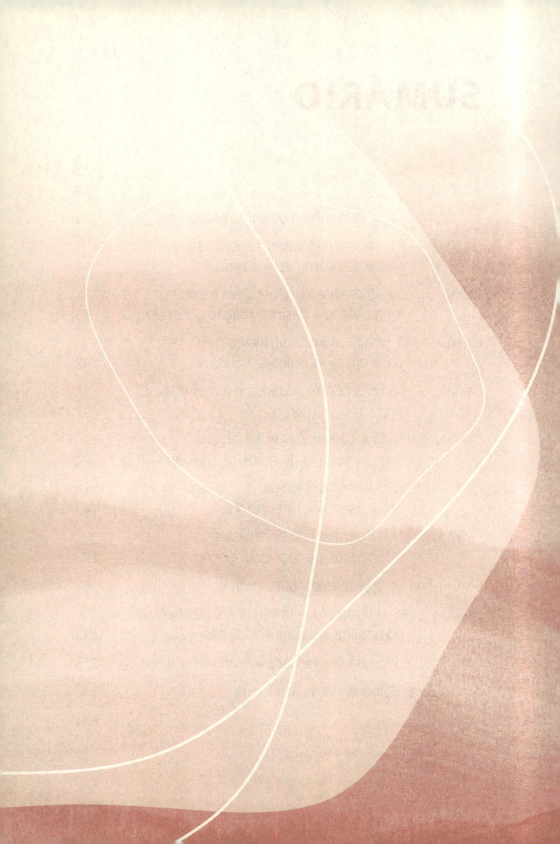

PREFÁCIO

A menopausa é um fenômeno exclusivo da vida da mulher, marcando uma transição profunda e inevitável que impacta não apenas o corpo, mas também as emoções e a maneira como somos vistas e nos vemos na sociedade. Durante muito tempo, a saúde feminina foi relegada a um segundo plano pela ciência, e falar sobre menopausa, hoje, é um ato urgente e necessário. *Menopausa sem medo* vem preencher uma lacuna importante ao oferecer conhecimento embasado e experiência prática, promovendo um olhar mais positivo e esclarecedor sobre essa fase da vida.

Como psicóloga, sexóloga e mulher vivendo as transformações na menopausa, reconheço a importância de compreender profundamente esse fenômeno para enfrentá-lo com serenidade e buscar bem-estar. É uma experiência não apenas pessoal, mas compartilhada por muitas mulheres e pacientes ao meu redor. É doloroso perceber o impacto que a menopausa pode ter na sexualidade, no ânimo e na autoestima, especialmente quando nos encontramos no auge da nossa experiência como pessoas e profissionais. A grande dicotomia dessa fase é que, enquanto atingimos a segurança e a maturidade emocional, muitas vezes nos deparamos com um "quase desligamento" da energia vital: fadiga, apatia, lentidão na resposta sexual, ansiedades e inseguranças tornam o desfrute desse momento do ciclo da vida muito mais desafiador.

Uma questão recorrente que percebo, tanto na vida pessoal quanto profissional, é sobre a reposição hormonal (TRH). É um tema que desperta muitas dúvidas, desde os benefícios até os potenciais riscos. Sempre que menciono minha experiência com a menopausa, a primeira pergunta é: "Você está fazendo reposição hormonal? Como? Com quais hormônios?". Dá para perceber no olhar a insegurança, o receio de abraçar o tratamento, fruto de desinformações ou conceitos ultrapassados, que ainda pairam sobre o tema. É por isso que *Menopausa sem medo* é tão valioso. Ele aborda o tema de forma clara e direta, fundamentada na ciência e enriquecida pela experiência clínica de quem dedica a carreira a cuidar de mulheres nessa etapa da vida.

Para mim, um ponto forte do livro é a postura transparente do dr. Igor Padovesi, que declara ser favorável à TRH desde que a decisão seja baseada em uma avaliação individualizada e em um acompanhamento adequado. Ele não se esquiva de expor os desafios de sua carreira ao abordar o tema, as conexões que têm, as atividades profissionais que desenvolve, nem as resistências enfrentadas ao tentar desmistificar a reposição hormonal. Para quem acompanha estudos científicos, a declaração de vieses é essencial para conferir credibilidade às informações apresentadas. Além disso, sua abordagem valoriza a autonomia da mulher, promovendo o conceito de "decisão compartilhada": um convite à reflexão e ao protagonismo na escolha de caminhos que respeitem as necessidades e os desejos individuais.

Neste livro, pessoas com órgãos reprodutores femininos encontrarão informações detalhadas sobre a menopausa e a TRH, além de outros tratamentos, e dicas práticas para melhorar a saúde e o bem-estar. A obra também traz um olhar esperançoso: a menopausa pode ser uma janela de oportunidade para transformar hábitos, adotar um estilo de vida mais saudável e reencontrar uma identidade pessoal que muitas vezes se perde ao longo dos anos.

A leitura de *Menopausa sem medo* é um convite a vivenciar essa fase com coragem e conhecimento, resgatando o pertencimento e a harmonia com quem somos. É muito ruim se sentir uma estranha dentro da própria pele. A menopausa não precisa ser um obstáculo; ela pode ser uma oportunidade de renascimento e autodescoberta. Que este livro inspire muitas mulheres a abraçarem essa nova fase de suas vidas com confiança, informação e amor-próprio.

ANA CANOSA
Psicóloga, sexóloga e mulher na
menopausa fazendo TRH

INTRODUÇÃO

A apresentadora Angélica demorou dois anos para ter o diagnóstico correto. "Foi bem complicado esse início, porque eu comecei a não me reconhecer mais", desabafou em vídeo sobre o tema. Depois de passar por alguns médicos diferentes, ela descobriu o que estava enfrentando: a menopausa precoce. Algo parecido aconteceu com a atriz de Hollywood Halle Berry. "Eu estava com 54 anos. 54 anos! E nenhum médico que me atendeu ousou falar sobre esse assunto, como se nunca fosse acontecer comigo. Eu tive um diagnóstico de herpes. Mas estava, na verdade, na perimenopausa". Fernanda Lima, apresentadora e atriz, diz que levou uma "rasteira": "Com 45, começaram os calorões, passei um ano pela perimenopausa. No último ano, comecei a ter muitos sintomas e entrei na menopausa aos 46. Nesse um ano, eu fiquei muito chocada e muito assustada. [...] Porque a gente toma mesmo uma rasteira".

Os relatos de Angélica, Halle Berry e Fernanda Lima demonstram algo que, infelizmente, ainda é absolutamente rotineiro na vida das mulheres: mesmo sendo celebridades, com acesso a bons médicos e tratamentos, elas passaram por períodos de sofrimento desnecessário devido a diagnósticos tardios ou equivocados da síndrome do climatério, fase hormonal que abrange a pré-menopausa (ou perimenopausa), a menopausa e a pós-menopausa ou, em outras palavras, a transição da vida fértil de uma mulher para uma fase não reprodutiva.

A menopausa é um período que toda mulher terá que atravessar em algum momento de sua vida. Mesmo inescapável, ainda é uma etapa cercada por preconceito, desinformação, vergonha e silêncio – um verdadeiro tabu, tanto no Brasil quanto no restante do mundo, uma fase bastante estigmatizada na vida das mulheres de hoje e de sempre. De maneira geral, as mulheres recebem pouquíssima orientação sobre essa etapa da vida. Uma pesquisa recente mostrou que, para ⅓ das brasileiras, a menopausa é vista como sinônimo de velhice. Esse cenário é agravado por um contexto sociocultural que praticamente silencia o tema, inclusive dentro de casa, mesmo nas conversas entre mães e filhas. A própria Angélica compartilha essa experiência em seu relato: "Quando eu comecei o processo, aos 43 anos, ia no ginecologista e escutava: 'Ah, pode ser'. Eu não sabia que minha irmã e minha mãe tinham entrado mais novas no processo. Se eu soubesse, teria até pensado... mas a gente não falava sobre esse assunto".

Eu percebi aos poucos o quanto desconhecia sobre o assunto mesmo com minha rotina agitada no consultório. Depois de mais de uma década muito dedicado à Obstetrícia, comecei a notar uma mudança em minhas pacientes. As mulheres que eu havia acompanhado durante a gestação estavam entrando na faixa dos 40 aos 50 anos, e suas visitas ao meu consultório, em São Paulo, eram marcadas por perguntas e preocupações diferentes, além de sintomas novos. Essas pacientes chegavam com relatos que, à primeira vista, pareciam desconexos: insônia, irritabilidade, fadiga, dores nas articulações, ondas de calor, esquecimentos frequentes, diminuição da libido, ganho de peso, crises de ansiedade e até depressão. Todos esses sintomas faziam parte do espectro da síndrome do climatério, um leque com dezenas de sinais diversos enviados pelo corpo que, vistos separadamente, podem até indicar outros diagnósticos. Mas, quando vistos de modo integrado, fazem todo o sentido num quadro de transição menopausal.

Percebi, também, que eu mesmo tinha aprendido muito superficialmente sobre o assunto durante a minha especialização e decidi estudar e aprofundar meus conhecimentos para ajudar essas pacientes a atravessar esse que é um dos períodos mais desafiadores da vida de uma mulher. Nos últimos anos eu mergulhei no tema: primeiro me apaixonei, e logo me especializei. Enquanto escrevo este livro, eu sou um dos únicos onze médicos brasileiros com certificado de especialista pela Sociedade Norte-Americana de Menopausa.

Em poucas palavras, a menopausa é o fim de um processo de mudanças hormonais que começa a ocorrer muitos anos antes, na chamada transição menopausal ou perimenopausa. Todas as mulheres e pessoas nascidas com órgão reprodutor feminino, sem exceção, enfrentarão essa longa fase em algum momento da vida. A menopausa, oficialmente definida por doze meses sem menstruação, é considerada normal a partir dos 45 anos e ocorre, na média mundial, aos 51. No Brasil, a média é um pouco menor, aos 48 anos.

Mas antes da última menstruação, há ainda uma fase muito importante: a perimenopausa, pré-menopausa ou transição menopausal, que costuma começar de três a dez anos antes. Portanto, é perfeitamente normal que uma mulher de 35 ou 40 anos já comece a sentir os primeiros sinais — sem falar nos casos de menopausa precoce, que são bem menos comuns, mas não tão raros, em que os sintomas podem ocorrer ainda antes disso.

Esse processo de diminuição gradativa da produção dos hormônios reprodutivos provoca efeitos que variam enormemente de uma pessoa para outra. Algumas sentirão seus efeitos de maneira bastante intensa, outras de modo sutil, mas todas, de alguma maneira, experimentarão o impacto dessa transição em suas vidas. Quando digo "todas", refiro-me a uma população brasileira de cerca de 29 milhões de mulheres — ou seja, 30% da população feminina do país. Trata-se de uma nação multirracial e muito desigual, o que requer uma atenção especial às particularidades de diferentes grupos raciais, classes sociais e pessoas trans (no caso das pessoas trans, ainda há um agravante de todos os preconceitos e desconhecimento da classe médica sobre a transição). Em âmbito mundial, estima-se que cerca de 1 bilhão de mulheres estejam passando por essa fase.

Com tudo isso, pode-se imaginar que a realidade que envolve o climatério é muito complexa, e esse pode se tornar um momento de muito sofrimento sem aparente solução para quem está nessa fase da vida: cerca de 80% das mulheres irão enfrentar uma lista de inúmeros sintomas que podem demorar anos para serem identificados em exames de sangue. Elas seguirão fazendo seus exames laboratoriais regulares, como sempre fizeram ao longo da vida adulta, e muitas ouvirão, incrédulas, seus médicos repetirem frases como: "Seus exames estão ótimos, deve ser alguma outra coisa" ou "É só uma fase, vai passar" ou, pior ainda, "É coisa da sua cabeça".

Eu acompanho isso quase que diariamente no meu consultório. São inúmeras as pacientes que chegam até mim depois de terem passado por vários profissionais, mulheres sem diagnóstico ou com diagnósticos equivocados, absolutamente exaustas e desanimadas, muitas tomando antidepressivos e se sentindo perdidas e desamparadas, cansadas de procurar alternativas quando, na verdade, elas estão vivendo a transição para a menopausa e só precisam do diagnóstico e tratamento adequados para a condição. É muito comum eu escutar frases como: "Que bom ouvir que tudo isso faz parte da menopausa... eu achei que estava ficando louca", ou "Obrigada por legitimar o que eu estou sentindo".

Para a maioria das mulheres, essas mudanças ocorrem em um momento da vida marcado por alta demanda: trabalho (muitas no auge de uma carreira arduamente construída ao longo de anos), filhos (adolescentes ou ainda crianças) e, muitas vezes, o cuidado com os pais envelhecendo. É uma fase em que as mulheres costumam se sentir extremamente sobrecarregadas e têm pouco tempo para cuidar de si mesmas. No início da perimenopausa, por exemplo, os sintomas são leves e oscilam, por isso são facilmente confundidos com outras causas, o que torna muito difícil identificar o começo da transição, além de serem frequentemente atribuídos ao estresse do dia a dia e às exigências dos relacionamentos, da vida familiar e do trabalho, bem como à sobrecarga de responsabilidades típicas da vida contemporânea.

Atualmente, existem diferentes tratamentos disponíveis para o espectro de sintomas da menopausa, mas o principal, comprovadamente seguro e recomendado para a maioria das mulheres, de acordo com todas as diretrizes de saúde e consensos mundiais, é a terapia de reposição hormonal (TRH). Mas se é efetivo, por que ainda é tão pouco falado e indicado? Não é esse o alívio que milhares de mulheres buscam em idas infinitas a consultórios ginecológicos?

A maior questão é que uma grande parcela dos médicos não está preparada para diagnosticar e tratar corretamente essa fase. E essa é uma realidade mundial, não só do Brasil. Outra barreira que tornou o tema ainda mais complicado para os médicos e para a sociedade em geral é um episódio específico, que abordarei mais a fundo ao longo deste livro: a catastrófica publicação de um estudo chamado "Women's Health Initiative" (WHI). Essa pesquisa, realizada com mais de 160 mil mulheres norte-americanas na menopausa, associou a TRH a um "pequeno aumento do risco de câncer de mama e doenças cardiovasculares". A divulgação dos dados desse estudo, em 2002, ganhou a grande mídia, foi capa da revista norte-americana *Time* e até da brasileira *Época*, esta última com o título "Traídas pela medicina", e provocou um medo generalizado com a ideia de que a TRH oferecia mais riscos que benefícios. Poucos anos depois foi descoberto que o estudo tinha sérios problemas de metodologia e muitas imprecisões. Infelizmente, o estrago já havia sido feito e sofremos as consequências disso até hoje: a maioria dos médicos estão presos a esses dados errôneos e ainda evitam a terapia hormonal por não terem se atualizado com os estudos mais recentes sobre o tema.

O desafio do diagnóstico da menopausa é ampliado por um outro fator crucial: os exames de sangue podem levar anos para detectar algumas alterações hormonais. No início do processo que marca a transição menopausal, apesar dos sintomas já aparecerem, os ciclos menstruais ainda costumam ocorrer normalmente e os exames laboratoriais são, quase sempre, normais. A perimenopausa é uma síndrome identificada na consulta clínica, baseada em um conjunto de sinais e sintomas, e não em exames, exigindo que os médicos ouçam atentamente cada paciente – e estejam atualizados no tema para saber o que perguntar, o que, como eu comentei, ainda é um grande problema na área. Infelizmente, os relatos das mulheres no consultório são frequentemente subestimados e muitas vezes atribuídos a desequilíbrios emocionais, estresse ou sobrecarga da vida moderna. Esta desvalorização da experiência feminina complica ainda mais a identificação precisa dessa fase.

Mesmo sabendo que 100% das mulheres enfrentarão a menopausa em algum momento da vida, apenas 15% delas hoje recebem tratamento adequado baseado no diagnóstico correto. E pior: uma em cada três mulheres entre 45 e 55 anos será diagnosticada erroneamente com outra condição por um profissional da saúde antes de descobrir que passava pela perimenopausa. Uma outra pesquisa da Universidade Yale, com mais de 500 mil mulheres em vários estágios da menopausa, demonstra que 40% delas não procuram tratamento e, daquelas que procuram, ou seja, 60% das mulheres com sintomas significativos da menopausa, quase ¾ não recebem tratamento adequado. Esses números apontam para uma conclusão alarmante, reforçada por inúmeras pesquisas: vivemos, no mundo todo e há décadas, uma situação crônica de perimenopausa e menopausa mal tratadas ou não diagnosticadas.

A confusão e desinformação sobre o tema são grandes e são as mulheres que acabam sofrendo as consequências de modo severo. Isso porque tratar adequadamente os sintomas da menopausa pode fazer muito mais do que proporcionar a elas uma boa noite de sono, menos ansiedade e uma vida sexual melhor. Quando a menopausa é adequadamente administrada, principalmente desde o início da transição, é possível reduzir o risco de muitas das doenças mais comuns e fatais para as mulheres e garantir mais saúde e qualidade de vida para as décadas que virão. Por exemplo, um estudo de 2017 descobriu que quanto mais graves e duradouros forem os fogachos e suores noturnos de uma mulher, maior será o risco de desenvolver diabetes tipo 2 e algumas doenças cardiovasculares. Inúmeros estudos já mostram que o tratamento no início da menopausa evita a osteoporose e a ocorrência de fraturas, além de diminuir o risco do Alzheimer, grandes ameaças à saúde e à vida na terceira idade. Já é amplamente comprovado que a TRH, iniciada no momento certo, reduz a mortalidade geral em mulheres. Ou seja, faz as mulheres viverem mais e melhor!

O IMPACTO SOCIAL

A influência da menopausa na vida de uma mulher é enorme e atinge todas as esferas. Uma pesquisa realizada no Reino Unido mostrou que a menopausa interfere até no índice de divórcios. De acordo com esse estudo, realizado com mil mulheres nessa fase, cerca de 73%, ou seja, sete em cada dez mulheres, culparam a menopausa pelo fim de uma relação. E 67% disseram que os sintomas levaram a um aumento significativo das discussões e brigas dentro de casa. Os problemas da menopausa não param por aí; eles também afetam profundamente a vida profissional das mulheres: 40% das participantes disseram que os sintomas prejudicam sua performance e produtividade no trabalho, e uma em cada cinco mulheres considerou deixar ou realmente deixou seu emprego devido aos impactos da menopausa. Estima-se que as perdas de produtividade relacionadas à menopausa possam ultrapassar 150 bilhões de dólares globalmente.

Outra consequência desse cenário de desinformação e incompreensão é a proliferação de produtos "milagrosos", vitaminas e suplementos que surgem com a promessa de aliviar os sintomas. Muitos desses produtos são vendidos como garantia de alívio, mas, na maioria das vezes, faltam evidências científicas que comprovem a sua eficácia. O baixíssimo conhecimento sobre o tema na sociedade e na comunidade médica permite que essas promessas sejam feitas sem nenhum respaldo científico, e isso não só pode levar as mulheres a gastar muito dinheiro em soluções ineficazes, mas também desvia a atenção dos tratamentos que realmente têm comprovação científica e podem oferecer um alívio significativo.

O que também torna esse cenário bastante novo para todos os envolvidos é o prolongamento expressivo da expectativa de vida pela Medicina moderna. Se nos anos 1900 a expectativa de vida média dos brasileiros era de 33 anos, hoje em dia a expectativa de vida das mulheres mais que dobrou, alcançando os 80 anos. Se no passado a maioria das mulheres mal chegava a viver a experiência da menopausa, atualmente boa parte delas pode viver mais de ⅓ da vida com ela. Como aceitar que uma mulher possa viver tantos anos com sintomas que causam enorme sofrimento e perda da qualidade de vida?

Por todos esses motivos, essa fase natural da vida feminina, mais do que silêncio, merece acolhimento psicológico, informação precisa e tratamento adequado. A terapia de reposição hormonal é comprovadamente a solução mais eficaz para uma menopausa saudável e feliz. O princípio é bem simples: quando os ovários começam a deixar de produzir os principais hormônios femininos, passamos a administrar esses mesmos hormônios, pois a falta deles é o que leva a todos os sintomas citados anteriormente, tão impactantes para a saúde e qualidade de vida. A terapia de reposição hormonal moderna utiliza preferencialmente os hormônios ditos "bioidênticos" ou isomoleculares, ou seja, sintetizados em laboratório mas iguais aos produzidos no organismo, muito diferentes dos hormônios sintéticos que eram usados décadas atrás, um tópico que exploraremos mais adiante. O ideal é que esse tratamento ocorra dentro da chamada janela de oportunidade, que vai do início da transição menopausal até dez anos após o início da menopausa.

Mesmo sendo um tema tabu dentro das famílias, da sociedade e da classe médica, a geração das mulheres que hoje entra no climatério tem enfrentado o assunto com coragem e provocado uma verdadeira revolução na forma como todos nós, enquanto sociedade, enxergamos essa fase. Através das redes sociais e da mídia, elas estão compartilhando suas histórias para aumentar a conscientização e fornecer informações valiosas para outras mulheres que podem estar passando pelas mesmas questões e não sabem ao certo como procurar ajuda. Uma nova percepção sobre a menopausa está surgindo! E essas mulheres estão, com toda razão, inconformadas com o sofrimento desnecessário que muitas passam por falta de diagnóstico e tratamento corretos. Como afirma Mary Claire Haver, ginecologista norte-americana e uma das principais vozes sobre menopausa nos Estados Unidos: "A menopausa é inevitável. Sofrer não é".

Garantir que as mulheres tenham as informações e o conhecimento necessário para assegurar que tomem as rédeas da própria saúde nesses anos tão críticos é, para além de fundamental, um direito. E não se trata apenas de uma questão que diz respeito às mulheres individualmente: é um assunto de interesse para toda a sociedade. Não apenas porque praticamente metade da população mundial passará por essa fase, mas também porque envolve o acolhimento e o tratamento adequado das outras pessoas ao redor – incluindo profissionais de saúde, companheiros, familiares e amigos. Compreender a menopausa e seus impactos pode promover um ambiente de apoio e compreensão, tornando a transição mais suave e menos difícil para quem a está vivenciando. Tratar a menopausa é algo que vai para muito além de minimizar os sintomas que tanto interferem na qualidade de vida.

Com este livro, meu objetivo é compartilhar o conhecimento que adquiri ao longo de muito estudo, cursos e congressos da área e principalmente da minha grande experiência clínica, contribuindo para essa importante ressignificação e conscientização sobre o tema. Menopausa não é sinônimo de velhice nem de sofrimento. Com informação adequada, conhecimento e suporte de profissionais de saúde qualificados, essa fase pode se transformar em um período de profunda transformação, autoconhecimento e felicidade. Fico feliz em fazer parte deste momento tão transformador, pois tenho a oportunidade de acompanhar de perto a enorme melhoria na qualidade de vida das minhas pacientes quando iniciamos o tratamento correto. A resposta ao tratamento é frequentemente rápida e eficaz, proporcionando um alívio significativo dos sintomas e promovendo um bem-estar fundamental para que a mulher continue vivendo sua vida com energia, alegria e potência. Ver as mulheres experimentarem uma mudança positiva tão rapidamente é extremamente gratificante e reforça a importância de abordar a menopausa com a seriedade, atenção e cuidado que ela merece.

Neste livro, vou explicar de maneira detalhada como a menopausa afeta o corpo, quais são os principais sintomas, como identificá-los e por que eles ocorrem. Também quero compartilhar com você as informações mais atualizadas sobre a terapia de reposição hormonal moderna, que é bem diferente do tratamento realizado no passado. Meu objetivo é desmistificar a ideia de que a reposição hormonal é perigosa e contraindicada para a maioria das mulheres. Isso não corresponde mais à realidade. Os hormônios modernos são muito seguros, seus benefícios são claros e as contraindicações, mínimas.

Além disso, vou apresentar outros recursos fundamentais para atravessar essa fase com qualidade de vida: alimentação equilibrada, exercícios físicos, suplementação, sono adequado, entre outros pilares que ajudam a compor um estilo de vida saudável e preventivo. Embora muitos argumentem que a menopausa é um processo natural e não uma doença, é importante compreender o impacto dessa fase na vida da mulher. A queda dos hormônios afeta a saúde de maneira significativa, especialmente considerando que a expectativa de vida não para de aumentar. Ignorar esses impactos aumenta o risco de problemas relacionados ao envelhecimento que podem comprometer significativamente a autonomia e o bem-estar nas últimas décadas de vida da mulher. As mulheres têm o direito de receber informações claras, baseadas nas informações científicas mais recentes, para que, junto com seus médicos, possam tomar a decisão que seja melhor para elas. No entanto, é essencial que saibam que a reposição hormonal é um recurso insubstituível para muitas questões de saúde nessa fase.

Também vou ajudar você a encontrar um profissional qualificado e a se preparar para uma consulta médica sobre o tema, para que se sinta segura e confiante em suas escolhas. Meu objetivo é oferecer um guia claro, informativo e acolhedor, ajudando você a encarar a menopausa não como fim, mas como momento de transformação e renovação, com saúde, qualidade de vida e prevenção.

Com este livro, também desejo incentivar, apoiar e participar desse momento crucial em que muitas mulheres estão compartilhando as próprias histórias para transformar a percepção sobre o tema. Meu objetivo é ajudar a empoderar mulheres que estão sofrendo em silêncio, aumentando a visibilidade e a quantidade de vozes que falam abertamente sobre o assunto. É fundamental disseminar informações corretas e confiáveis e ressignificar a palavra menopausa para a sociedade como um todo.

Acredito que é através da educação que uma mulher poderá atravessar essa fase sem se sentir vulnerável, solitária ou abandonada. Toda mulher tem o direito de ter seus sintomas legitimados, ser ouvida, cuidada e diagnosticada de maneira adequada. Este livro é um convite para você se aprofundar nesse assunto e passar a olhá-lo como um momento de transformação significativa no corpo e na vida de uma mulher, que pode e deve ser vivido com conhecimento, acolhimento e plenitude.

DR. IGOR PADOVESI,
janeiro de 2025

CAPÍTULO 1

TABU, VERGONHA E DESINFORMAÇÃO

A vida de uma mulher é marcada por muitas fases, cada uma trazendo suas próprias transformações e desafios. Tudo começa com a puberdade: o corpo se modificando e se preparando para a primeira menstruação – a menarca –, representante do início da fase reprodutiva. Na adolescência e início da idade adulta, as mulheres descobrem a própria sexualidade e aprendem a lidar com métodos contraceptivos. Grande parte delas também passará, em algum momento, pela gestação, a amamentação, o puerpério e os diversos desafios da maternidade – momentos intensos de descoberta e novos desafios. Para todas essas fases, as informações circulam entre as mulheres de maneira espontânea e colaborativa. Há conversas entre mães e filhas, amigas e colegas de trabalho, tias e sobrinhas, em seus relacionamentos e dentro do consultório médico.

São todos eventos absolutamente importantes e marcantes na vida de mulheres e há conversas que rondam os sentimentos vividos: dúvidas, perguntas, inseguranças, reflexões... Além disso, todas essas fases são muito estudadas pela Medicina. Há amplo e vasto repertório e conhecimento adquirido em pesquisas e experiência clínica acumuladas ao longo do tempo pela comunidade médica do mundo todo. É claro que cada mulher irá sentir e viver cada uma dessas experiências de um jeito único, não só porque cada corpo é único e especial, mas também porque cada mulher será atravessada por experiências que variam de acordo com a cultura, raça, status socioeconômico, crença, estilo de vida, herança genética etc.

No entanto, algo totalmente diferente ocorre quando a mulher entra no climatério – fase que inclui a perimenopausa, menopausa e pós-menopausa. Mesmo sabendo que a menopausa, marco do fim do ciclo reprodutivo, é parte natural da vida e que todas as mulheres e pessoas com útero passarão por ela, o cenário é marcado pelo oposto: silêncio, tabu, falta de diálogo, vergonha, medo, formação médica insuficiente, falta de informações cientificamente comprovadas e, consequentemente, muito sofrimento desnecessário para mulheres ao redor do mundo todo.

Arrisco dizer que a menopausa é a fase da vida da mulher menos discutida, pesquisada e estudada pela Medicina. A ausência de diálogo, troca de informações, escuta e conhecimento sobre essa fase tão peculiar, longa e delicada gera consequências severas para a vida das mulheres. Há muitos motivos que tornam essa fase um momento solitário, confuso e desafiador. Um dos principais é o fato de que a menopausa ainda é um grande tabu em nossa sociedade – e essa situação não é exclusiva do Brasil, afeta mulheres em todo o mundo. Por ser um tema tão silenciado, perguntas simples permanecem sem resposta e informações básicas não chegam ao público que mais precisa: o que é a menopausa? Como ela afeta o corpo? Por que e como o corpo muda? Quais são os sintomas e como identificá-los? A maioria das mulheres e a sociedade, de modo geral, desconhece essas respostas.

Isso ocorre porque, para muitas, a menopausa vem acompanhada de sentimentos muitas vezes negativos. A vergonha de se sentir envelhecendo em uma sociedade que valoriza intensamente a juventude, assim como a tristeza e o medo da proximidade do fim da vida, são sentimentos frequentemente associados à menopausa. Uma pesquisa brasileira revelou que essa associação é tão marcante que muitas mulheres escolhem deliberadamente não falar sobre o assunto: para ⅓ (32%) das brasileiras, a menopausa é sinônimo de velhice e, por esse motivo, metade (52%) evita comentar o tema. Além disso, 32% concordam que "entrar na menopausa significa que você está oficialmente velha". O tabu é tão forte que 37% "não falam para que não pensem que estão velhas". Dessa forma, o diálogo e a troca de informações entre mulheres – um meio tradicional de transmitir conhecimento das mais velhas para as mais jovens ou de conhecer mais sobre o próprio corpo com amigas e colegas – acabam se tornando mais restritos.

A primeira temporada do podcast "Zen Vergonha", criado em 2024 pela apresentadora Fernanda Lima, foi totalmente dedicada à menopausa. Nele, a jornalista Flávia Oliveira fez um depoimento muito tocante sobre essa sensação:

> Ao contrário da primeira menstruação, que tem um marco inaugural, inicial, muito nítido, [...] na menopausa não tem isso. Você não entende exatamente que seu corpo está mudando nessa direção, que vai acabar. E quando entende, não sabe quando. E junto com isso, surgem várias dimensões de dúvidas, de medo, de sintomas físicos e emocionais, psicológicos. Há muito essa perspectiva do envelhecimento que se aproxima e, portanto, da finitude, da morte, a ideia de ter cruzado a primeira metade da vida e o medo de estar entrando numa descendente. Os sintomas são muito desconfortáveis, a informação que não circula de um jeito amplo e a própria dificuldade de construir uma rede de solidariedade e de compreensão, porque a experiência de cada mulher com a menopausa é absolutamente particular.

A falta de conhecimento e de diálogo aberto faz com que muitas mulheres não reconheçam que as mudanças físicas e emocionais que estão enfrentando são decorrentes da transição menopausal – algo que pode começar a acontecer já a partir dos 35 anos e de modo mais comum a partir dos 40 anos. Sem informações claras, elas acabam atribuindo os sintomas a outras causas, como estresse, ansiedade ou depressão, cansaço e sobrecarga de trabalho. Isso dificulta o diagnóstico adequado e o acesso a tratamentos eficazes, perpetuando o sofrimento e reforçando o ciclo de silêncio e desinformação.

Até porque os sintomas da perimenopausa são diversos, amplos, vagos e facilmente confundíveis com essas condições, como as causas psíquicas ou a sobrecarga da vida feminina moderna, que muitas vezes concilia trabalho, filhos e múltiplas funções em casa. Nós, médicos, compreendemos que se trata de um espectro de sintomas, dada a sua diversidade e abrangência. São dezenas de manifestações que podem incluir os conhecidos fogachos e a irregularidade do ciclo menstrual, mas também fadiga, insônia, dores articulares, "névoa mental" (*brain fog*), diminuição da libido, ressecamento vaginal, sintomas urinários, ganho de peso, queda de cabelo, entre muitos outros.

Esse contexto se torna ainda mais complexo porque sabemos que vivemos em uma sociedade com uma desigualdade de gênero profunda que sobrecarrega as mulheres dia a dia. Estudos demonstram que as mulheres assumem uma carga maior nos afazeres domésticos, no cuidado com os filhos e com familiares em geral. Para se ter uma ideia, as mulheres gastam, em média, 9,6 horas a mais do que os homens com afazeres domésticos ou cuidados com pessoas, totalizando 21,3 horas por semana no caso delas e 11,7 no caso deles.

Além da sobrecarga, há também o fenômeno moderno conhecido como "geração sanduíche": uma parcela de adultos que fica dividida entre a criação dos filhos e o cuidado com os pais idosos. Como o cuidado é uma tarefa tradicionalmente atribuída às mulheres, aquelas que estão na faixa dos 40 aos 60 anos muitas vezes se encontram nessa situação. Uma pesquisa revelou que a geração sanduíche corresponde a mais de ⅓ da população, sendo que a maioria é mulher.

Esse acúmulo de responsabilidades exaure as mulheres, tornando ainda mais difícil o diagnóstico da menopausa, já que os sintomas muitas vezes se tornam invisíveis nesse contexto social de desigualdade de gênero e pelo desconhecimento sobre o assunto. As mulheres acabam priorizando as necessidades de outras pessoas em detrimento de sua própria saúde, o que contribui para a negligência dos sinais e sintomas que o corpo começa a apresentar.

Mesmo para as mulheres que identificam alguns sintomas e percebem que podem estar na transição menopausal, encontrar o diagnóstico e o tratamento adequados não é uma tarefa simples. O tabu da menopausa também está presente nos consultórios. Infelizmente, muitas mulheres chegam a consultar vários médicos diferentes antes de conseguirem o diagnóstico correto e a terapia adequada.

Uma pesquisa realizada com 500 mil mulheres pelo Instituto Newson Health Research and Education revelou que ⅓ das entrevistadas levou três anos para ter seus sintomas corretamente diagnosticados como menopausa. Além disso, 18% das mulheres relataram que precisaram consultar seus médicos seis vezes antes de conseguirem a ajuda de que necessitavam. Isso mesmo: seis vezes!

Uma série de fatores contribui para que esse tema seja pouco abordado entre médicos e pacientes. Primeiro, a menopausa é a fase da vida de uma mulher menos estudada dentro da Medicina – a que recebe menos investimentos e recursos. A base de dados PubMed, uma espécie de "Google" de artigos científicos de saúde, ilustra bem essa disparidade. A ginecologista e ativista norte-americana Mary Claire Haver realizou uma pesquisa no PubMed e constatou que uma busca pela palavra "gravidez" gera 1,1 milhão de estudos, enquanto uma busca pela palavra "menopausa" resulta em apenas 94 mil artigos. "É como se, depois da fase reprodutiva, a Medicina nos deixasse para trás", diz.

Outro dado reforça a falta de interesse da Medicina na menopausa. Em 2021, o National Institute of Health informou que foram investidos 5 bilhões de dólares em financiamento de pesquisas na área da saúde da mulher nos Estados Unidos. Desse total, apenas 15 milhões, equivalentes a chocantes 0,3%, foram destinados à pesquisa sobre menopausa.

Além dos poucos recursos destinados a pesquisas e estudos, há outra questão importante que agrava ainda mais o cenário para as mulheres que estão atravessando a menopausa: a falta de formação médica sobre o tema. Um estudo revela que apenas 20% dos ginecologistas tiveram algum tipo de treinamento sobre menopausa ao longo do seu programa de residência, já que a maioria desses cursos são eletivos e teóricos, sem oportunidade de treinar na prática o atendimento a essas mulheres. Quase 80% dos médicos residentes admitem que se sentem "pouco confortáveis" para discutir ou tratar mulheres na menopausa. Para piorar, 58% receberam apenas uma aula sobre menopausa durante sua formação e 20% não receberam nenhuma.

Uma pesquisa realizada na Universidade Yale com 500 mil mulheres em diferentes fases do climatério revelou um dado semelhante: 60% dessas mulheres buscaram ajuda médica, e mesmo entre aquelas que procuraram ajuda, ¾ não receberam nenhum tipo de tratamento.

Ainda vale a pena citar uma outra pesquisa, que foi premiada como melhor trabalho científico do ano no congresso da Menopause Society em 2024: realizada com 99 dos 145 diretores de programas de especialização em Ginecologia e Obstetrícia nos

Estados Unidos, ela, revelou que apenas 31,3% relataram ter um currículo sobre menopausa em seus programas de residência médica. Dos poucos programas com um currículo sobre menopausa, 96,8% relataram usar aulas e palestras, e 77,4% usavam leituras indicadas. De todos os programas pesquisados, apenas 29,3% relataram que os médicos em especialização, conhecidos como residentes, tinham tempo dedicado a um ambulatório de menopausa. Ou seja, apenas ⅓ dos médicos se especializando em Ginecologia recebe algum tipo de formação sobre a menopausa e, na maior parte das vezes, é apenas um aprendizado teórico.

Eu mesmo tive muito pouca informação e aulas teóricas sobre menopausa durante minha graduação médica na Universidade de São Paulo (USP) e durante a residência no Hospital das Clínicas, ambos centros de excelência em São Paulo e no Brasil. No Hospital das Clínicas havia um ambulatório de climatério, onde atendíamos por algumas horas, mas era um dos poucos lugares no SUS com tratamento disponível. Mesmo assim, nossa formação teórica e prática foi bastante limitada, com poucas horas de aprendizado para um tema de tamanha complexidade e tantas nuances. Além disso, as opções de tratamento disponíveis e as demandas das pacientes no SUS são completamente diferentes daquelas do consultório particular. Meu grande aprendizado veio da prática clínica e da busca por conhecimento por conta própria, já que comecei a atender mulheres na perimenopausa ou na menopausa e percebi que sabia muito pouco sobre o tema. Agora, com profunda bagagem teórica e prática na área, sinto-me confiante em apresentar, nesta obra, boa parte do que sei para que você tenha uma transição hormonal equilibrada e sinta-se bem acolhida.

NO MUNDO DO TRABALHO

"Alterações de humor podem dificultar a comunicação e a colaboração no ambiente de trabalho, enquanto a ansiedade e a depressão comprometem a motivação e a clareza mental, o que dificulta o cumprimento de tarefas", diz Carla Moussalli, cofundadora da Plenapausa, primeira *femtech* brasileira com foco na saúde da mulher a partir da menopausa, em uma entrevista para a *Forbes*.

A apresentadora e empresária Adriane Galisteu achou que sua carreira fosse "ruir" quando entrou na transição menopausal. Em uma entrevista para a *Folha de S.Paulo*, ela afirmou:

> As mulheres estão tocando empresas, se posicionando no mercado. No reality show no Brasil, a voz sempre foi masculina e hoje apresento *A Fazenda*. Não cheguei a cancelar compromissos porque toquei a minha vida me sentindo mal. Com o tipo de vida que eu levo, eu não posso cancelar nada, não posso ficar doente. Então, fiz tudo a duras penas. Saía do trabalho e ia falar com o médico. Vivi uma experiência muito desagradável. Depois de quatro meses, em que eu achava que era o fim para mim, dei um basta. Pensei que não era possível, em pleno 2024, ficar daquele jeito. Procurei um médico e comecei uma reposição hormonal. Minha vida voltou a funcionar rapidamente e até melhor do que antes.

Muitos estudos já começaram a surgir – e isso é um bom sinal – sobre o impacto da menopausa no ambiente de trabalho. Ou seja, as mulheres estão começando a ser ouvidas sobre esse tema e, com números, pesquisas e estatísticas em mãos, é possível dimensionar esse impacto e pensar em caminhos e soluções. A maioria dos estudos acontece nos Estados Unidos e na Inglaterra, mas eu fico na torcida para que algo semelhante ocorra no Brasil em breve. Os números são tão alarmantes que separei alguns para que você possa entender o quão sério é o impacto de uma menopausa não tratada adequadamente na carreira de uma mulher e perceber que você não está sozinha, e que não, definitivamente não é "algo da sua cabeça".

- Uma em cada quatro mulheres sentiu que os sintomas da menopausa impactaram negativamente seu desenvolvimento profissional ou oportunidades relacionadas ao trabalho;
- Dezessete por cento realmente pediram ou consideraram pedir demissão devido aos sintomas da menopausa;
- Um estudo conduzido no Reino Unido mostrou que uma em dez mulheres deixou seu trabalho devido a sintomas da menopausa;
- Segundo dados da Secretaria de Estatísticas Trabalhistas dos EUA, a cada 10% de aumento no peso de uma mulher – um dos sintomas mais comuns da menopausa –, sua renda cai, em média, 6%;
- Globalmente, as perdas de produtividade relacionadas à menopausa podem exceder 150 bilhões de dólares anualmente, segundo a consultoria americana Frost & Sullivan;
- Quarenta e quatro por cento das brasileiras nessa fase afirmam que sua produtividade diminuiu, enquanto 8% reduziram a carga horária semanal para lidar com os sintomas;
- Em uma tentativa de esconder os sintomas, 48% dizem que mentiriam sobre o motivo de precisarem de um dia de licença médica, em vez de admitirem que a menopausa estava as afetando, e 39% ainda sentem vergonha de falar sobre o assunto no trabalho;

- Uma pesquisa com 3,8 mil mulheres, realizada pela médica especialista em menopausa Louise Newson, que dirige a organização sem fins lucrativos Newson Health Research and Education, revelou que 99% das mulheres sentiram que os sintomas da menopausa ou perimenopausa tiveram um impacto negativo em suas carreiras e 59% tiraram licença do trabalho – 18% por mais de oito semanas. Uma em cada cinco (21%) mulheres desistiu de buscar uma promoção que, de outra forma, teria considerado; 19% reduziram suas horas de trabalho; e 12% se demitiram;
- Além disso, mesmo para as trabalhadoras que não deixam seus empregos, o impacto financeiro de dias de licença médica, folgas não remuneradas e oportunidades perdidas devido à menopausa soma um custo astronômico. Pesquisadores da Mayo Clinic estimam que as perdas das mulheres sejam de 1,8 bilhão de dólares por ano apenas nos EUA;
- A mesma equipe descobriu que as mulheres que experimentaram ondas de calor tiveram 1,5 milhão de visitas a mais a serviços de saúde em comparação com as mulheres que não apresentaram esse sintoma. Os custos adicionais com cuidados de saúde foram de cerca de 340 mil dólares. O custo com perda de trabalho foi de mais de 27 mil dólares durante os doze meses de estudo.

São necessárias décadas de trabalho árduo para construir uma carreira consistente. É muito difícil para as mulheres terem que enfrentar esse sofrimento e, em alguns casos, abrir mão de suas carreiras devido a uma causa completamente fora de seu controle. Tudo isso ocorre por falta de diagnóstico e tratamento adequado da menopausa, mesmo quando eles existem, são seguros e acessíveis.

Sendo a menopausa um assunto que desperta tantos sentimentos conflitantes, é de se imaginar que o ambiente de trabalho não seja um espaço acolhedor para essas mulheres, que muitas vezes não se sentem apoiadas. Dados de uma pesquisa inglesa revelaram que apenas 26% das 8 mil mulheres entrevistadas receberam ajuda por meio de programas ou políticas formais no local de trabalho. Em outra pesquisa de 2023, com 11 mil membros femininos de sindicatos realizada pelo sindicato britânico Unite, quatro em cada cinco mulheres relataram que seus empregadores não oferecem suporte no trabalho para aquelas com sintomas de menopausa.

Por conta disso, já existe um movimento inicial nos Estados Unidos e na Inglaterra para acolher essas mulheres e entender como oferecer suporte durante esse período – assim como existe no caso dos benefícios relacionados à maternidade. É essencial que elas se sintam apoiadas e legitimadas para que possam atravessar essa fase sem serem prejudicadas por algo que faz parte do ciclo natural de toda mulher.

O que me deixa confiante é que os ventos estão mudando! Criar um ambiente de maior acolhimento e compreensão é fundamental para que as mulheres se sintam seguras e amparadas ao buscar ajuda e cuidados adequados, seja no trabalho, na vida pessoal, nos consultórios e em todos os lugares necessários.

A geração de mulheres de hoje tem utilizado as redes sociais para discutir as questões de gênero e combater o machismo que atravessa a vida das mulheres cotidianamente em várias camadas, sendo uma delas a forma com que a saúde da mulher é vista e tratada. Essas mesmas mulheres estão usando as redes sociais para divulgar informações e naturalizar o tema, mostrando que é algo normal da vida e não está relacionado à velhice, derrota, vergonha ou fim. Muitas celebridades também estão compartilhando suas experiências para ajudar outras mulheres a obterem informações corretas e cientificamente comprovadas sobre o assunto.

Ainda há muito trabalho a ser feito para que as mulheres se sintam à vontade para falar sobre o tema, para que os médicos se atualizem sobre o diagnóstico e tratamento corretos e para que informações seguras e cientificamente comprovadas sejam amplamente disseminadas. O inconformismo dessa geração tem sido uma força propulsora fundamental para ressignificar a palavra menopausa e tudo o que envolve esse ciclo tão importante na vida de uma mulher. Como pode perceber, você não está sozinha.

CUIDADO COM AS PROMESSAS DE PRODUTOS NATURAIS E SUPLEMENTAÇÃO

Diante de um cenário que, em muitos casos, pode ser desesperador, muitas mulheres acabam recorrendo a suplementos e produtos "naturais" na tentativa de melhorar os sintomas que estão enfrentando. No entanto, na maioria das vezes, esses produtos são ineficazes ou oferecem um alívio muito limitado. Com essa demanda reprimida e o contexto de desinformação, as mulheres tornam-se mais vulneráveis a esse tipo de situação.

Além disso, com o tema da menopausa ganhando mais visibilidade em uma onda positiva de informação e naturalização, surge também espaço para muitos produtos e serviços sem comprovação científica, além de oportunismos, já que a indústria de suplementação é muito menos regulada do que a de medicamentos. Porém, o mercado global da menopausa, mesmo que ainda tímido perante seu potencial, já esteve estimado em cerca de 17 bilhões de dólares em 2023.

Alguns produtos podem até proporcionar algum alívio, mas é importante que as mulheres saibam que esse tipo de suplementação pode complementar, mas não substitui o tratamento comprovadamente benéfico, que realmente traz qualidade de vida, reduz os sintomas da menopausa e previne doenças: a terapia de reposição hormonal (TRH). Essa onda de suplementos e tratamentos não hormonais, em muitos casos, pode funcionar como uma neblina, confundindo e desviando o foco do tratamento principal, que é a devida reposição hormonal. Isso pode fazer com que as mulheres demorem mais tempo ou até deixem de procurar ajuda médica.

A quantidade de serviços e produtos oferecidos para a menopausa é tão grande que recentemente surgiu até um termo para esse fenômeno, o *menowashing* (uma combinação das palavras em inglês *menopause* com *brainwashing*, e que remete à ideia de "lavagem cerebral"). Esse termo se refere ao marketing agressivo e à promoção de produtos para a menopausa sem suporte científico adequado. São suplementos alimentares, vitaminas, cremes, chás, entre outros, amplamente promovidos, muitas vezes com evidências limitadas ou insuficientes de sua eficácia ou segurança – e, frequentemente, a um preço inflacionado por serem "específicos para a menopausa".

POLÍTICA PÚBLICA E O SUS

No Brasil, ainda é necessário um movimento significativo para que os médicos, principalmente os especialistas em saúde feminina, se atualizem sobre a menopausa e o tratamento com a terapia hormonal moderna. As políticas de saúde pública para as mulheres têm tradicionalmente se concentrado na saúde reprodutiva, e não estão preparadas para lidar com um contexto de maior longevidade da população.

Dados do Ministério da Saúde indicam que, entre 2016 e 2021, uma média de 13 a 15 mil atendimentos anuais foi registrada para mulheres entre 40 e 65 anos com diagnóstico de menopausa. No entanto, esse número contrasta fortemente com a estimativa de milhões de mulheres nessa faixa etária no Brasil. Tamanha discrepância é mais um indicativo de que a grande maioria dessas mulheres não está recebendo atendimento adequado para a menopausa, evidenciando uma enorme lacuna no cuidado à saúde das mulheres nessa faixa etária.

Segundo estimativas do Instituto Brasileiro de Geografia e Estatística (IBGE), há aproximadamente

29 milhões de mulheres no climatério, o que totaliza 27,9% da população feminina brasileira atual.

Nos últimos anos, diversas iniciativas têm levado o debate sobre a menopausa para fóruns públicos, pressionando o governo a assumir um papel mais ativo e cuidadoso a respeito desse tema. Na Câmara dos Deputados, por exemplo, encontram-se em tramitação Projetos de Lei que visam ampliar a conscientização e a atenção dedicada às mulheres nessa fase da vida:

• PL 5602/2019: Cria o Programa de Atenção a Mulheres na Menopausa e Climatério, com oferta de serviços de saúde por meio do SUS;

• PL 4574/2021: Cria o Programa de Atenção a Mulheres na Menopausa e Climatério;

• 3933/2023: Dispõe sobre o tratamento do climatério e menopausa pelo SUS;

• PL 4950/2023: Institui o Dia Nacional de Conscientização sobre a Menopausa;

• PL 4941/2024: Institui a Política Nacional de Conscientização e Atenção Integral à Saúde das Mulheres no Climatério e na Menopausa e dá outras providências.

Muitos desses movimentos só foram possíveis pelo ativismo da Associação Menopausa Feliz, que provocou a primeira audiência pública sobre a temática na Câmara Federal dos Deputados em 5 de outubro de 2023 e no dia 16 de novembro de 2024 no Senado Federal.

Essas propostas demonstram um movimento crescente para incluir a menopausa na agenda pública e reforçar a necessidade de políticas de saúde direcionadas a esse grupo.

A ideia é que o SUS ofereça serviços de saúde específicos para mulheres na menopausa. Entre essas medidas, estão a disponibilidade de medicamentos hormonais e não hormonais; a realização de exames diagnósticos; a capacitação eficiente dos médicos; e o acompanhamento psicológico e multidisciplinar especializado para as pacientes desde o diagnóstico.

Garantir atendimento especializado no SUS para mulheres na menopausa é essencial para as brasileiras e um direito que já demora a ser adquirido. O SUS, ao incorporar tratamentos específicos para a menopausa, cumpre um papel fundamental na promoção de uma saúde mais equitativa, em que as mulheres possam se sentir acolhidas e legitimadas em suas experiências. Além disso, o fortalecimento de políticas públicas voltadas para a menopausa reflete o compromisso com uma saúde feminina integral, não importando em qual fase da vida a mulher esteja. O cuidado especializado é uma forma de respeitar e legitimar esse momento, visibilizando um período que, até o momento, foi silenciado. Agindo dessa forma, o SUS garantirá maior autonomia e permitirá que mais mulheres enfrentem essa etapa de maneira mais saudável e plena.

CAPÍTULO 2

RECONHECENDO A PERIMENOPAUSA: O QUE SEU CORPO ESTÁ DIZENDO

Eu já vinha sofrendo com sintomas, mas, para mim, nem imaginava que pudesse estar na perimenopausa, pois eram sintomas aleatórios. E, como eu me trato com um psiquiatra, eu reportava para ele. Então, eu tinha insônia e ele me passava uma medicação para auxiliar com o sono. Passava pelo ginecologista, que me acompanhava há anos, e ele me dizia: "Ah, mas seus exames estão normais, o seu problema é outro. Procura uma atividade para fazer". Quando eu me queixava da falta de libido, eu cheguei até ouvir um absurdo como "Tem que se cuidar para ficar bonita, se não, você sabe, o marido perde interesse".

Como eu estava com 40 anos na época e tinha feito uma histerectomia (retirada do útero) aos 36, eu achava que aqueles sintomas estavam relacionados à cirurgia e a momentos de estresse da vida cotidiana. Ao longo de dois anos, eu tive vários sintomas diferentes e alguns com intensidade grande: passei a dormir muito mal, tive queda da minha libido, meu cabelo caía muito, até perdi um pedacinho de uma das minhas sobrancelhas. Comecei a ficar excessivamente irritada e triste, muito esquecida e com uma pele extremamente ressecada, a ponto do hidratante não dar conta – sentia minha pele como uma planta que não vê água há muito tempo.

A gota d'água foi quando eu comecei a escutar uma música que só existia na minha cabeça. Lembro muito desse dia, cheguei para o meu psiquiatra e disse: "Estou me sentindo estranha, acho que eu enlouqueci. Eu só posso ter enlouquecido. Mesmo com os remédios, eu não durmo. Eu tenho tanta irritação que tenho vontade de chutar as lancheiras dos meus filhos, me sinto triste e desanimada, choro com frequência, e agora eu dei para ouvir uma música na minha cabeça". Foi quando ele disse: "É hora de investigar a questão hormonal".

Foram dois anos de muito sofrimento até encontrar o dr. Igor, que me escutou e validou meus sintomas. Fico até emocionada ao falar, porque foi a primeira vez que me senti legitimada. Na primeira consulta, ele me disse que eu estava na perimenopausa e me explicou tudo o que eu estava vivendo. É difícil ouvir isso pela primeira vez, pois dá uma sensação de que é o fim, que você está condenada, velha e acabada.

Karen, 43 anos[1]

O depoimento que Karen gentilmente concedeu para este livro reflete uma realidade bastante comum. São inúmeros os relatos semelhantes que escuto. O desconhecimento sobre a menopausa leva a uma enorme simplificação dessa fase e de como tratá-la, como se o climatério se resumisse apenas aos fogachos e à irregularidade dos ciclos menstruais até o seu encerramento total, já que esses dois sintomas são praticamente exclusivos

---

[1] Todos os nomes em depoimentos foram trocados para preservar a identidade das pacientes.

da menopausa. Esse entendimento é tão enraizado que 34% das brasileiras acreditam que as ondas de calor são o único sintoma da menopausa.

Saiba que a menopausa é muito mais do que isso. É um processo complexo, profundo e delicado que afeta o corpo de uma mulher como um todo. Isso acontece porque com a perda progressiva da função dos ovários, que são a principal fábrica de hormônios femininos, há uma redução, até o encerramento, da produção dos hormônios estrogênio, progesterona e testosterona, causando uma grande mudança no corpo como um todo.

Se usarmos o estrogênio como exemplo, você entenderá o tamanho desse impacto: o estrogênio é um hormônio fundamental para o organismo feminino, tanto que existem receptores de estrogênio em praticamente todos os órgãos e tecidos do corpo. Quando a circulação desse hormônio começa a diminuir, inicia-se um processo de mudanças que pode afetar diferentes partes. Os sintomas, portanto, são diversos e numerosos, já que o impacto é realmente amplo. É claro que cada mulher passa por esse processo de maneira única, mas todas irão passar, mesmo que com sintomas mais brandos. Isso também se aplica a mulheres que retiraram o útero ou que tomam algum tipo de contraceptivo. Além de ampla, essa mudança hormonal também pode ser longa:

- 75% das mulheres têm sintomas que duram de cinco a sete anos;
- 70% a 80% das mulheres são sintomáticas, sendo que ¼ das mulheres sintomáticas apresenta sintomas considerados severos;
- 10% das mulheres sentem os sintomas iniciados nessa fase, como os calores, para o resto da vida.

No Brasil, um estudo identificou que a menopausa costuma acontecer por volta dos 48 anos, enquanto a média mundial é de 51 anos. O mesmo estudo estima que, "em 2060, quase metade das brasileiras estarão nessa fase, pois cerca de 47% das mulheres no país terão em torno de 50 anos – um aumento expressivo se comparado a 2010, quando essa média era de apenas 21,5%".

Um outro estudo revelou que, entre as brasileiras que estão passando por essa fase, 91% relatam cansaço e falta de energia, 89% mencionam alterações de humor e 82% apontam ansiedade ou depressão.

Por todos os problemas e obstáculos mencionados no capítulo anterior, as mulheres vivenciam esse período de maneiras muito particulares. Algumas passam por todo o processo sem entender exatamente o que está acontecendo, acreditando que é apenas estresse, parte do envelhecimento ou algo que se confunde com um momento específico da vida, como o luto e outros problemas pessoais ou familiares. Outras são "pegas de surpresa", mas quando finalmente percebem que estão na transição menopausal, se dão conta de que já vinham sentindo sintomas há algum tempo. Se tivessem tido uma consciência antecipada sobre o tema, poderiam ter iniciado o tratamento mais cedo e sofrido menos.

PERIMENOPAUSA E SEUS SINTOMAS

A fase da perimenopausa gera bastante confusão, pois os níveis hormonais oscilam muito e os sintomas podem ocorrer de maneira desregrada e irregular. Veja como oscilam os hormônios ao longo do tempo: na fase regular, na perimenopausa e na pós-menopausa ao longo de seis meses da vida de uma mulher:

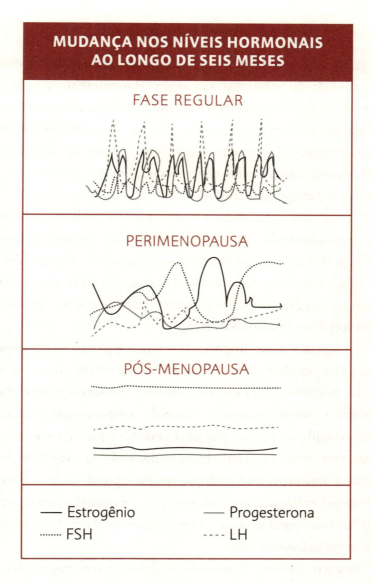

Essas oscilações da perimenopausa duram aproximadamente de dois a sete anos, mas para algumas mulheres podem chegar a durar até dez anos. Por exemplo, 80% das mulheres sentirão os fogachos, mas eles podem surgir apenas numa fase mais avançada da transição – até lá, outros sintomas talvez já estejam presentes, como fadiga, alterações do humor, piora da libido, da memória ou queda na qualidade do sono, que são alguns dos primeiros a aparecer. Além disso, é importante entender que esse processo não é linear: os fogachos podem, por exemplo, ocorrer em intervalos distantes e inconstantes, dificultando o diagnóstico. Da mesma forma, uma mulher pode experimentar diversos sintomas mesmo ainda mantendo ciclos menstruais regulares.

E o fim dos fogachos não significa que a mulher retomará a mesma qualidade de vida de antes. Outros sintomas podem continuar, já que alguns são temporários, mas o impacto da falta de estrogênio é permanente, causando consequências severas. Infelizmente, há um preço alto a se pagar por viver tantos anos na menopausa sem tratá-la adequadamente.

Um aspecto muito importante é que o espectro de sintomas é vasto e cada mulher vivenciará a menopausa de uma maneira única – há mulheres que, inclusive, não têm sintoma algum, embora essas sejam a absoluta minoria. Gosto de comparar com a gestação: algumas mulheres passam por uma gravidez tranquila e se sentem plenas, enquanto outras enfrentam muito mal-estar, vômitos, dores e relatam uma experiência completamente oposta. Cada corpo reage de maneira singular em cada situação, e é essencial respeitar essa singularidade, por isso, o tratamento adequado da menopausa deve ser sempre individualizado.

Uma das melhores formas de perceber a menopausa é ter informação científica adequada sobre como ela age no corpo e os sintomas que provoca. Para facilitar a compreensão, vamos dividir os sintomas principais em duas categorias: cerebrais e sistêmicos. Tenho certeza de que entender mais sobre eles ajudará você a identificá-los.

SINTOMAS CEREBRAIS

Fogachos, sudorese, alterações de temperatura corporal

A diminuição de estrogênio no corpo afeta o centro de regulação da temperatura, localizado na região do hipotálamo no cérebro, provocando os chamados sintomas vasomotores: as ondas de calor e, em alguns casos, embora menos relatado, também ondas de frio. Nos fogachos, os relatos mais comuns descrevem uma sensação súbita de calor que parece vir de dentro, como se, de repente, o corpo fosse pegar fogo, especialmente na região do tórax e do pescoço. No entanto, existem outras descrições de como as mulheres sentem esses sintomas vasomotores, como por exemplo a sudorese noturna, que, às vezes, não cria uma sensação repentina de calor, mas faz a mulher acordar completamente suada; ou apenas a percepção de sentir mais calor do que o normal, sem as ondas características. Tudo isso ocorre sem um motivo externo aparente e independentemente da temperatura do ambiente.

Declínio no humor: irritabilidade, ansiedade e sintomas depressivos

A alteração do humor é um dos sintomas mais relatados entre as mulheres, pois há uma sensação de perda de controle das emoções. Algumas mulheres se sentem muito irritadas, ansiosas, têm palpitações e choram com mais frequência. O agravamento dos sintomas pré-menstruais (a famosa TPM) também é comum. Por esse motivo, em muitos casos, há um diagnóstico equivocado ou parcial de ansiedade, depressão e até burnout.

A depressão é um estado bastante comum na perimenopausa. Mesmo mulheres que nunca tiveram episódios de depressão ao longo da vida podem começar a apresentar sintomas como tristeza, desânimo, falta de motivação e perda de interesse pelas coisas que antes gostavam de fazer. Há uma sensação de falta de brilho, uma espécie de "preguiça da vida", como ouvi uma vez de uma paciente. Para a maioria das mulheres, é uma sensação subjetiva de "não se sentir mais a mesma", como foi descrito em uma recente publicação científica bem interessante.

Também há vários estudos que revelam que as oscilações hormonais aumentam a predisposição de novos episódios de mudanças de humor e sintomas relacionados. Um estudo que acompanhou 436 mulheres na perimenopausa por quatro anos revelou que mulheres que já tiveram depressão em algum momento da vida têm duas vezes mais chance de apresentarem sintomas de tristeza na perimenopausa em comparação àquelas que nunca tiveram, e cinco vezes mais chance de terem um diagnóstico de depressão agravado nessa fase.

Cognição: esquecimentos, dificuldade de concentração e raciocínio lento

Assim como o centro de regulação da temperatura do corpo, a parte cerebral responsável pela função cognitiva também é afetada durante a menopausa. A memória, em particular, sofre um grande impacto, e esse é um dos sintomas menos conhecido da menopausa. O termo original usado para descrever esse sintoma é o *brain fog*, que pode ser traduzido como confusão ou nevoeiro mental, e inclui esquecimentos de palavras, raciocínio mais lento e confuso, além de dificuldade de concentração – todos sintomas que não existiam antes. Em alguns casos, o sintoma é tão intenso que algumas pacientes me relatam, no consultório, que chegam a se sentir "burras" ou a pensar que estão começando um quadro de Alzheimer.

Sono: insônia e despertares noturnos

A alteração do sono pode ser um dos sintomas mais precoces da menopausa. Mulheres que já tinham alguma dificuldade para dormir podem sentir uma piora, enquanto aquelas que sempre tiveram um sono tranquilo começam a ter um sono mais leve, mais curto e despertares no meio da madrugada – que, curiosamente, ocorrem quase sempre em torno das 3 ou 4 horas da manhã.

Piora da libido e da resposta sexual

Uma queixa bastante comum durante a aproximação da menopausa é a queda no desejo sexual. É importante esclarecer que esse sintoma não é causado apenas pela diminuição dos hormônios. O interesse sexual de uma mulher é complexo e profundo, sendo a saúde física, o bem-estar psicológico e a qualidade do relacionamento mais determinantes do que os níveis hormonais. Existem mulheres jovens com queixas de falta de desejo, assim como mulheres na menopausa que não apresentam esse sintoma. No entanto, a diminuição ou ausência dos hormônios na menopausa também pode ter um grande impacto, tornando a resposta ao estímulo sexual mais lenta e menos intensa, fazendo com que a mulher não apenas perca o desejo, mas também tenha mais dificuldade em se excitar e atingir o orgasmo.

SINTOMAS SISTÊMICOS

Irregularidade menstrual
Algumas poucas mulheres simplesmente param de menstruar de uma hora para outra. Para 90% delas, uma das características mais marcantes da aproximação da menopausa é a perda do padrão do ciclo menstrual. As mudanças no ciclo menstrual podem começar de quatro a oito anos antes da menstruação cessar completamente, indicando a menopausa, sendo esse um dos sintomas mais precoces. Inicialmente, as mudanças tendem a ser sutis, como o intervalo entre os ciclos se tornar menor que os vinte e oito ou trinta dias usuais. As menstruações passam a ser irregulares, com maior ou menor fluxo, mais frequentes ou mais espaçadas, apresentando um padrão diferente do habitual. No entanto, é importante entender que o parâmetro da menstruação não é aplicável a todas, já que algumas retiraram o útero ou usam algum tipo de contraceptivo, como ocorre com aquelas que utilizam o DIU hormonal, que impede a maioria das usuárias de menstruar.

Embora a fertilidade seja bastante reduzida, até a chegada da menopausa as mulheres ainda ovulam e, portanto, podem engravidar. A menopausa, definida clinicamente como mais de um ano sem menstruar, marca o fim definitivo da fertilidade feminina.

Sintomas geniturinários: ressecamento vaginal, incontinência urinária
Muitas mulheres relatam piora da função urinária e maior tendência a infecções urinárias, consequência do enfraquecimento da musculatura do assoalho pélvico causada pela falta progressiva de hormônios, além da perda de colágeno. No caso da incontinência

urinária, existem dois tipos principais: o primeiro é a perda de urina durante algum tipo de esforço, como ao tossir, espirrar, pular ou carregar peso; o segundo é a incontinência de urgência (ou bexiga hiperativa), caracterizada por uma urgência para urinar, como se a bexiga começasse a acomodar menos urina, que faz com que a vontade de urinar aumente drasticamente ao longo do dia. Nesse caso, a mulher pode começar a frequentar o banheiro várias vezes ao dia, acordar à noite para urinar ou sentir uma vontade súbita e involuntária de ir ao banheiro, sem conseguir conter a urina a tempo.

Antigamente, esse sintoma era chamado de atrofia urogenital, e hoje denominado síndrome geniturinária da menopausa. Todas as mulheres na pós-menopausa vão experimentar esse sintoma em maior ou menor grau, algumas já no início da transição menopausal, outras só numa fase mais tardia, se não forem tratadas. A falta prolongada de estrogênio ao longo dos anos causa uma atrofia progressiva da vagina, vulva, bexiga e uretra, levando a ressecamento e fragilidade. A ausência de estrogênio reduz a vascularização, fazendo com que a mucosa vaginal, antes rosada e rugosa, se torne pálida, lisa e fina. Isso resulta em desconforto, falta de lubrificação, dor nas relações e coceira. Além disso, a mulher fica mais suscetível a corrimentos, candidíase e infecções urinárias, ocorrências comuns nessa fase.

Dores musculoesqueléticas: articulações, músculos, quadril e costas, síndrome do ombro congelado

Esse sintoma está relacionado a dores no corpo, que às vezes podem ser confundidas com fibromialgia. Trata-se de uma sensação de dores musculares, dificuldade de recuperação muscular após exercícios, menor desempenho físico e maior fadiga da musculatura –

tudo isso devido à queda dos níveis de estrogênio, um hormônio importante na manutenção da densidade óssea, massa muscular e saúde das articulações. O aparecimento ou agravamento de dores articulares também podem ocorrer, em todas as articulações do corpo, como o chamado "ombro congelado" (capsulite adesiva), caracterizado por uma rigidez articular progressiva e perda de movimento nos ombros. Essa condição é uma das mais citadas pelas mulheres e pode ser um dos primeiros sintomas a surgir. A estimativa geral da prevalência dos sintomas musculoesqueléticos entre mulheres na perimenopausa é de 71%.

Pele e cabelos: pele seca, queda de cabelo, unhas fracas, pelos no rosto

Os hormônios são fundamentais para a saúde da pele, cabelos e unhas. A falta de estrogênio faz com que a pele se torne progressivamente mais fina, ressecada e com menos colágeno, resultando em um aspecto envelhecido. É muito comum a queda de cabelo, que também fica mais fino e frágil, assim como o enfraquecimento das unhas. Além disso, o crescimento de novos pelos no rosto também pode ocorrer nessa fase.

Fadiga, indisposição, falta de energia

A mulher começa a se sentir exausta ao fazer as mesmas atividades comuns de sua rotina. Uma sensação física de esgotamento, como se a sua bateria estivesse sempre baixa e não recarregasse mais como antes. Esse é um sintoma bastante comum e que pode ser facilmente confundido com outros fatores da rotina, como a sobrecarga de demandas do trabalho, dos filhos e afazeres domésticos.

Ganho de peso e acúmulo de gordura abdominal

O ganho de peso e o acúmulo de gordura fazem parte do processo de envelhecimento – tanto homens quanto mulheres tendem a ganhar peso ao longo da vida, principalmente no mundo atual, com o excesso de oferta de alimentos hipercalóricos e ultraprocessados. No entanto, para as mulheres esse impacto é muito significativo na transição menopausal e na menopausa, pois a falta do estrogênio leva a mudanças da composição corporal com acúmulo progressivo de gordura, especialmente na região abdominal. Muitas relatam que, apesar de manterem os hábitos alimentares e a rotina de atividade física, começam a ter mais dificuldade de perder massa ou mesmo começam a ganhar peso repentinamente.

Mas há inúmeros outros sintomas que podem estar relacionados à transição para a menopausa. Veja que lista diversa e surpreendente!

- Acne: o surgimento de espinhas é comum;
- Alergias: aumento da sensibilidade a determinadas substâncias;
- Mudanças no odor corporal: alterações no cheiro natural do corpo;
- Mastalgia: desconforto, sensibilidade ou dor nos seios;
- Unhas quebradiças: unhas frágeis ou que quebram facilmente;
- Mudanças no colesterol: piora dos níveis de colesterol sem fator externo;
- Tontura: sensação de vertigem ou falta de equilíbrio;
- Problemas dentários e sangramento ou dor nas gengivas;
- Dores de cabeça: aumento na frequência ou na intensidade das cefaleias;

- Palpitações: batimentos cardíacos irregulares ou arritmias;
- Zumbido no ouvido;
- Sensação de queimação na língua;
- Mudança da tolerância com a ingestão de álcool;
- Asma;
- Aumento ou início de doenças autoimunes;
- Olhos secos ou com coceira;
- Fibromialgia;
- Sensação de choque elétrico;
- Ronco/apneia;
- Formigamento das extremidades dos membros.

Como você pode observar, os sintomas da menopausa são muitos, variados e pouco uniformes. É muito comum eu ouvir no consultório mulheres dizendo que se sentem "estranhas" e "não se reconhecem" no próprio corpo. Além disso, há um grande sofrimento, pois a instabilidade emocional interfere nas relações e no dia a dia de maneira bastante significativa. A chegada da menopausa também impacta o próprio corpo e, além de intensificar a preocupação com o envelhecimento, agrava a percepção da autoimagem e a autoestima.

É preciso manter em mente que a transição menopausal, ou perimenopausa, é caracterizada por grandes oscilações e flutuações hormonais, que também se manifestam nos sintomas, que podem ser mais ou menos intensos, e aparecerem de modo bastante irregular. É sempre importante reforçar que cada mulher vivenciará a perimenopausa de maneira única, não apenas por fatores genéticos e de estilo de vida, mas também por questões culturais e socioeconômicas. Por isso, entender os possíveis sintomas e acompanhar sua evolução é fundamental. A informação e o conhecimento são essenciais para que a mulher compreenda melhor seu próprio corpo e possa, assim, buscar ajuda especializada.

OS SINTOMAS EM NÚMEROS

A maioria das mulheres sentirá pelo menos alguns dos sintomas. Uma pesquisa demonstrou que 80% das mulheres sofrem de ondas de calor, distúrbios do sono, dores nas articulações, infecções do trato urinário, problemas de saúde mental e diminuição das funções sexuais durante a menopausa. Outra pesquisa sobre o mesmo tema e bem abrangente, que entrevistou 73 mil mulheres em 133 países diferentes, revelou que:

- 99% das mulheres na perimenopausa ou na pós-menopausa reportaram terem experienciado pelo menos um sintoma da menopausa;
- 89% das mulheres na perimenopausa e 87% das mulheres na pós-menopausa reportaram terem sentido pelo menos dez sintomas;
- 9% das mulheres na perimenopausa e 10% na pós-menopausa reportaram sentirem ao menos vinte sintomas;
- Entre as mulheres na perimenopausa, os três sintomas mais citados foram: cansaço e fadiga (93,5%), irritabilidade (88,4%) e problemas de memória (86,8%);

• Os fogachos, geralmente tidos como o marco da menopausa, foram o sintoma reportado como o menos comum (50,6%);

• Para as mulheres na pós-menopausa, os três sintomas mais citados foram: cansaço e fadiga (89,5%), perda do interesse em sexo (87,2%) e problemas de sono (87,2%).

Caso você queira avaliar seus sintomas para entendê-los melhor, existem ferramentas on-line que podem ser úteis nesse processo. Esses sites oferecem calculadoras específicas que ajudam a identificar os sintomas relacionados à perimenopausa e à menopausa, fornecendo informações que podem auxiliar na busca por um diagnóstico ou tratamento adequado.

No meu site Menopausa ComCiência, onde compartilho informações, artigos e conteúdos sobre a menopausa, você também encontra essa calculadora:

Escaneie o QR Code, acesse a calculadora de sintomas e descubra se você já pode estar na perimenopausa.

CAPÍTULO 3

DESIGUALDADE DE GÊNERO, AUMENTO DA LONGEVIDADE E DESINFORMAÇÃO GENERALIZADA

Os desafios da menopausa são inúmeros e, infelizmente, tudo o que envolve esse tema, como já comentei, ainda é cercado por desinformação, preconceito e tabu. Esses problemas vão muito além das questões biológicas. A verdade é que os aspectos biológicos da menopausa poderiam ser enfrentados de modo mais eficaz se não estivessem profundamente entrelaçados com fatores sociais e culturais que perpetuam mitos e estigmas. Existem três fatores principais que considero responsáveis por essa complexidade e pela dificuldade em lidar com a menopausa de uma maneira clara, eficaz e sem preconceitos. Essa perspectiva nos ajuda a entender por que, apesar dos avanços da Medicina, a menopausa ainda é um assunto cercado por mal-entendidos e por que é tão importante mudar a forma como a abordamos, não apenas como uma questão de saúde, mas também como uma questão social e cultural que afeta centenas de milhões de mulheres no mundo todo. São eles:

1. Preconceito de gênero;
2. Maior longevidade e mudança de expectativa de vida;
3. O impacto da publicação do estudo WHI em 2002.

Esses três fatores são profundamente interligados e influenciam diretamente a forma como a menopausa é vista e tratada pela sociedade e pela Medicina – e afetam até mesmo como as próprias mulheres se percebem durante essa fase. Eles ajudam a moldar preconceitos, abordagens médicas e atitudes culturais que determinam a maneira como lidamos com os desafios da menopausa. Para entender melhor como cada um desses elementos contribui para essa visão complexa e multifacetada, vou aprofundar cada um dos tópicos.

A SAÚDE DA MULHER

Vivemos em uma sociedade que historicamente priorizou questões de saúde masculina e minimizou as necessidades e experiências das mulheres. O machismo faz com que aspectos de saúde relacionados às mulheres, como a menopausa, sejam frequentemente subestimados ou tratados como algo de menor importância. E isso não é uma opinião parcial como médico da área ou visão pessoal, há inúmeros dados que comprovam esse fato. A falta de atenção e de investimento em pesquisas voltadas especificamente para a mulher madura, após a vida reprodutiva, tem consequências diretas na qualidade do diagnóstico, no tratamento e no suporte dado àquelas passando por essa fase. Em vez de serem vistas como processos naturais que merecem compreensão e cuidado, as experiências das mulheres na menopausa são muitas vezes estigmatizadas e minimizadas, reforçando uma percepção equivocada de que esses sintomas são "frescura" ou como se fosse natural que a mulher envelheça com má qualidade de vida. Estudos e pesquisas mostram que os relatos das mulheres tendem a ser menos valorizados e frequentemente considerados exagerados, de ordem "sentimental" ou "coisa de mulher". Essa situação, infelizmente, torna-se ainda pior se for uma mulher negra ou indígena. E essa associação é muito antiga, como pontuado em artigo de Cecilia Tasca de 2012:

> Na mitologia grega, mulheres que hoje sabemos que provavelmente estavam apresentando sintomas da menopausa eram descritas como tendo "melancolia uterina" ou uma forma distinta de loucura derivada do útero. Mais tarde, o médico grego Hipócrates cunhou o termo *histeria* para se referir a uma doença vaga que também se originaria no

útero, o qual ele acreditava que vagava pelo corpo, causando sintomas como tremores e ansiedade através da liberação de vapores tóxicos.

O preconceito de gênero acaba, ainda que inconscientemente, moldando a maneira como médicos e estudantes de Medicina encaram a saúde feminina. Uma pesquisa norte-americana intitulada "Redefinindo a saúde da mulher" revela como os estereótipos de gênero influenciam a percepção dos médicos sobre a dor das pacientes:

- Em 72% dos casos, as mulheres demoraram mais para receber um diagnóstico;
- É maior que setecentos o número de doenças para as quais as mulheres recebem diagnóstico tardio em comparação aos homens. Isso equivale, em média, a quatro anos mais tarde na maioria das doenças e a dois anos e meio no caso de câncer;
- Os médicos costumam rotular homens que sofrem de dor crônica como "corajosos" ou "estoicos", enquanto as mulheres são rotuladas como "emotivas" ou "histéricas";
- Dezesseis minutos é o tempo médio adicional que as mulheres esperam no departamento de emergência antes de receber tratamento analgésico para dor abdominal aguda, em comparação aos homens.

O relatório chega a algumas conclusões importantes também, agora sobre a área. É reportado que a saúde da mulher é subfinanciada, pois menos recursos são direcionados para desenvolvimento e investimento na saúde da mulher; subpesquisada, com o incentivo ao desenvolvimento desproporcionalmente focados em homens ou de maneira neutra em relação ao gênero; e mal compreendida, o que expõe a grande lacuna de entendimento e vieses que resultam em uma jornada de saúde distinta para as mulheres.

Outro exemplo de como a questão de gênero impacta a vida das mulheres é o fato delas não terem participado dos grandes estudos e pesquisas feitas nos Estados Unidos por décadas, limitando drasticamente a compreensão de como doenças e tratamentos afetam as mulheres de maneira específica. Esse artigo de 2024, da organização norte-americana AAMC, explica detalhadamente essa história:

> A sub-representação das mulheres na pesquisa médica já era evidente antes dos anos 1970, mas a situação piorou significativamente em 1977, quando a Food and Drug Administration (FDA) dos Estados Unidos implementou uma política que excluía mulheres com potencial reprodutivo das fases 1 e 2 dos ensaios clínicos, exceto se tivessem uma condição de risco de vida. Segundo o Office of Research on Women's Health do National Institutes of Health (NIH), essa decisão foi uma resposta a uma tragédia da década anterior envolvendo o medicamento talidomida. [...]
> Somente em 1986, quase uma década depois, a política começou a ser revista, e foi apenas em 1993 que o Congresso dos Estados Unidos aprovou uma lei que obrigava a inclusão de mulheres nas pesquisas clínicas. Essa mudança de paradigma foi crucial para reconhecer que o corpo das mulheres responde de maneira diferente a tratamentos

médicos e que essas diferenças precisam ser estudadas e compreendidas.

Ainda assim, o progresso tem sido lento. Em 2019, por exemplo, mulheres representavam apenas cerca de 40% dos participantes em ensaios clínicos de três das doenças que mais afetam a população feminina – câncer, doenças cardiovasculares e transtornos psiquiátricos –, apesar de constituírem 51% da população dos Estados Unidos, conforme um estudo de 2022 da Harvard Medical School. Além disso, persistem preocupações significativas sobre a falta de dados específicos para medicações e intervenções durante a gravidez, uma vez que as gestantes são comumente excluídas dos ensaios clínicos.

Ou seja, foi apenas em 1993 que as mulheres começaram a participar das pesquisas de maneira mais ampla, o que é bastante recente quando pensamos na perspectiva da saúde feminina. Esse "filtro" de preconceito, que atinge toda a sociedade e também a classe médica, afeta o dia a dia de toda mulher. Eu gosto muito de como o dr. Drauzio Varella definiu a situação em relação ao tema: "Se menopausa fosse em homens, a ciência já teria agido".

Outro exemplo importante vem da área da psiquiatria. Historicamente, a grande maioria dos ensaios clínicos randomizados (conhecidos como ECRs) nessa área tiveram uma participação menor de mulheres, principalmente até meados da década de 2010. Essa falta de representatividade afetou nossa capacidade de entender como os tratamentos psiquiátricos funcionam nas mulheres, especialmente considerando as influências hormonais do ciclo menstrual e da menopausa.

Além disso, a fase do ciclo menstrual e seu impacto na menopausa ainda costumam ser deixados de lado em estudos psiquiátricos. Isso pode levar a resultados que não refletem a realidade das mulheres, já que as flutuações hormonais podem influenciar significativamente o humor e outros aspectos psicológicos.

Apesar de alguns avanços na inclusão de mulheres nos ECRs psiquiátricos, ainda há muito a melhorar. É preciso mais pesquisas que levem em conta as oscilações hormonais e sua influência no humor para que os tratamentos psiquiátricos sejam mais eficazes e seguros para as mulheres.

Um artigo importante analisou a inclusão de mulheres e se há análises específicas de gênero em ECRs sobre tratamentos para depressão. Foi revelado que os estudos ainda nem sempre diferenciam gênero, muito menos levam em conta oscilações hormonais: 15% não informaram a proporção de homens e mulheres participantes; somente 50% dos estudos publicados analisaram os resultados separadamente para homens e mulheres; menos de 1% dos estudos no ClinicalTrials.gov analisa resultados por gênero (este é um grande banco de dados público e digital que reúne vários tipos de estudos, tratamentos e procedimentos que estão sendo feitos ou já foram concluídos no mundo todo).

Esses dados mostram que, embora haja inclusão de mulheres, faltam análises específicas por gênero, e isso limita o entendimento sobre as possíveis diferenças de eficácia dos tratamentos em homens e mulheres. O artigo ressalta a importância de realizar esse tipo de análise para melhorar a eficácia dos tratamentos para todos.

Mas essa falta de especificação nos estudos tem motivo: testar tratamentos estratificando por gênero e fase do ciclo menstrual pode encarecer e dificultar muito as pesquisas. Ao mesmo tempo, a falta dessa informação é sentida na prática clínica, quando vemos que um medicamento não funciona para algumas pacientes, ou que seus efeitos variam conforme a fase do ciclo. Porém, os estudos não fornecem essas respostas específicas. É essencial que os ECRs em Psiquiatria incluam mais mulheres e levem em conta as variações hormonais femininas. Assim, será possível entender melhor os efeitos dos tratamentos e desenvolver intervenções mais eficazes e personalizadas.

OK, MAS E A ANDROPAUSA?

Você deve estar se perguntando como a idade afeta os homens. Bom, o homem pode, às vezes, apresentar insuficiência de androgênios (queda de testosterona), que seria o correspondente masculino da menopausa. No entanto, essa situação é uma exceção, caracterizada por uma queda significativa na produção de hormônios masculinos, frequentemente associada a doenças metabólicas como hipertensão, obesidade e diabetes. Brincamos que isso é uma "injustiça da natureza", pois muitos homens chegam aos 80 ou 90 anos em boas condições de saúde, sem terem enfrentado uma queda significativa de testosterona que comprometa sua qualidade de vida. Para alguns homens, essa insuficiência pode ser revertida com dieta, exercício e tratamento das doenças metabólicas. Para a mulher, no entanto, a menopausa é uma regra, e sua reversão é impossível, sendo necessário o tratamento adequado.

LONGEVIDADE

A gente está numa sociedade em que a mulher não está autorizada a envelhecer. E a própria mulher tem muita dificuldade em entrar em contato com seu próprio envelhecimento. A gente nega, a gente não quer chegar nesse lugar que a cultura em que a gente vive diz pra gente o tempo inteiro que é ruim, final da vida, não serve mais, não vai produzir mais.

Mônica Martelli no programa *Saia Justa*, do canal GNT.

A grande diferença que percebo nas minhas pesquisas é que desde muito cedo as brasileiras têm pânico de envelhecer. É um pânico associado à aparência física. O medo delas é perder a juventude do corpo e do rosto, é o que eu chamo do corpo como capital, que é o corpo belo, jovem, magro e sensual. Isso acontece desde muito cedo, desde meninas de menos de 20 anos já preocupadas em colocar botox, em fazer cirurgia plástica, com pânico de envelhecer. Isso se agrava quando você chega perto dos 40, porque é uma idade mítica. É como se começasse realmente o envelhecimento para a mulher. Depois, melhora.

Mirian Goldenberg, antropóloga, em entrevista para o jornal *Zero Hora* em 2020.

Estamos vivendo um momento inédito na história, em que as mulheres têm uma expectativa de vida muito maior do que das gerações passadas. Isso significa que, pela primeira vez, um grande número de mulheres está vivendo por várias décadas após a menopausa. Se uma mulher entra na menopausa aos 50 anos e vive até os 80, ela passará mais de ⅓ de sua vida na pós-menopausa. No passado, essa realidade praticamente não existia, a expectativa de vida era muito menor. Essa mudança coloca novos desafios para a Medicina e para a sociedade, pois é necessário criar estratégias de saúde e qualidade de vida para mulheres que passam uma parte significativa de suas vidas nessa fase. A longevidade exige que enfrentemos as questões da menopausa não apenas como uma transição temporária, mas como uma etapa da vida que merece cuidado contínuo e atenção especializada e individualizada além de, claro, cada vez mais estudos sobre o assunto.

A longevidade é algo recente e novo para todos nós. Em 1000 a.C., a expectativa de vida era de apenas 18 anos. Por volta de 100 a.C., atingiu 25 anos. Em 1900, nos Estados Unidos, a expectativa de vida era de 49 anos. Em 2005, era de 80,7 anos para mulheres e 75,4 anos para homens. Hoje, em média, os homens chegam aos 83 e as mulheres aos 85.

No Brasil, algo muito parecido tem acontecido. De acordo com o IBGE, em 1900, a expectativa de vida era de 33,7 anos. Já em 2014 saltou para 75,4 anos. Em 2023, a expectativa de vida para os homens no nosso país era de 73 anos, e das mulheres, de 75 anos. No entanto, a mulher de 40, 50, 60 anos de hoje é totalmente diferente daquela das décadas passadas. Atualmente, essas são idades em que as mulheres estão plenamente ativas na vida pessoal, profissional e sexual. Muitas estão em posições de liderança no trabalho, após décadas de dedicação à carreira; e algumas ainda têm filhos pequenos ou o desejo de serem mães pela primeira vez. É um cenário completamente distinto das gerações anteriores.

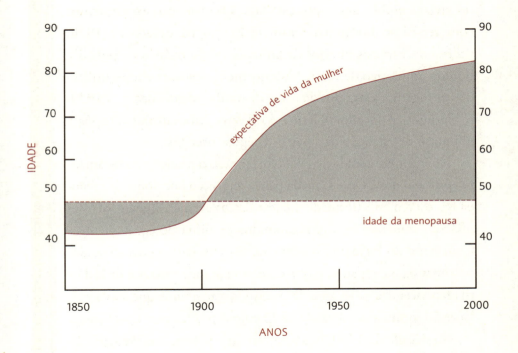

Imagine agora essa grande parcela da população vivendo metade da vida na pós-menopausa e a Medicina pouco saber sobre o tema?

A PESQUISA QUE MUDOU O RUMO DA TERAPIA DE REPOSIÇÃO HORMONAL (TRH)

O interesse no tratamento dos sintomas da menopausa começou no início do século XX. Até então, pouco se sabia sobre a pós-menopausa, já que a expectativa de vida era baixa e poucas mulheres viviam muitos anos após essa fase. Os primeiros experimentos com reposição hormonal foram realizados na década de 1920, utilizando extratos obtidos de animais, como ovários de porcas e líquido amniótico de vacas. Posteriormente, passaram a ser utilizados estrogênios extraídos da urina de mulheres grávidas. Em 1939, o bioquímico Gordon Grant, do Ayerst Laboratories, propôs a obtenção de estrogênios a partir de éguas prenhas.

No início da década de 1940, foi lançado o primeiro medicamento aprovado nos EUA e Canadá para a reposição hormonal da menopausa, o Premarin (formado a partir das palavras PREgnant MARes uRINe), contendo estrogênios obtidos da urina de éguas prenhas. Com o uso do Premarin, muitas mulheres tiveram grande alívio dos sintomas da menopausa, o que despertou grande interesse da indústria farmacêutica nessa área. O sucesso foi tão grande que, em 1947, havia 53 formulações à venda de 23 empresas diferentes no mercado.

Na década de 1950, o laboratório que produzia o Premarin financiou uma ampla campanha para conscientizar médicos e mulheres sobre os efeitos da menopausa, que passou a ser vista como uma "fase de decadência" na vida da mulher, e as vendas do Premarin quadruplicaram. Em 1966, houve um marco importante com a publicação do livro *Feminine Forever*, escrito pelo ginecologista Robert Wilson, que foi um tremendo best-seller já nos primeiros meses após o lançamento.

A obra foi polêmica, pois destacava um suposto "lado sombrio" de chegar à menopausa, ganhando destaque em revistas de grande circulação como *Time* e *Vogue*. A obra trazia a promessa de uma prevenção quase total dos sintomas da menopausa por meio da reposição hormonal. Porém, o livro tinha ênfase na vida sexual das mulheres, com tendência em "salvar os casamentos" e uma campanha de marketing num tom "tenha sua mulher de volta", muito focada no desejo do homem e não na complexidade da menopausa e no desejo da mulher em relação à fase que ela estava atravessando. No ano de lançamento do livro, a prescrição da reposição hormonal atingiu novos recordes. Mas "era a década de 1960, e o sexo vendia. O livro de Wilson definitivamente ajudou nas vendas da terapia com estrogênio. Em 1975, as formulações de estrogênio eram o quinto medicamento mais prescrito nos EUA, com trinta milhões de receitas naquele ano", afirma a pesquisadora Elizabeth Watkins.

Nas décadas seguintes, começaram a surgir grandes estudos sobre a reposição hormonal, com resultados controversos. Alguns mostraram benefícios adicionais para a saúde, além da melhora na qualidade de vida, como a prevenção da osteoporose e vantagens para a saúde do coração. Outros, porém, apontaram para um aumento de riscos para doenças como câncer de mama, câncer de útero e trombose. Mesmo com esses dados, em meados de 1990, 38% das mulheres entre 50 e 75 anos estavam fazendo reposição hormonal.

Mas tudo mudou em 2002, quando foi publicado o famoso Women's Health Initiative (WHI) – o estudo mais caro já realizado até então, um investimento de cerca de 1 bilhão de dólares. Inicialmente, o estudo foi criado para revelar os riscos e os benefícios da reposição hormonal quando feita em mulheres na pós-menopausa. As participantes foram acompanhadas durante cerca de oito anos em dois grupos: grupo 1 com 16.608 mil mulheres com útero e grupo 2 com 10.739 sem útero.

Porém, antes do estudo ser finalizado, algo surpreendente aconteceu, conforme relata Marty Makary em seu livro *Blind Spots*:

> O autor principal, dr. Jacques Rousseau, declarou que a TRH resultava em uma incidência 26% maior de câncer de mama. Ele não divulgou os dados do estudo, mas afirmou que o estudo havia sido encerrado precocemente devido a essa descoberta preocupante. O anúncio chocante assustou mulheres e médicos ao redor do mundo.

Como diz o ditado popular: notícia ruim corre mais rápido e vende mais revistas. E a declaração de Rousseau se tornou uma espécie de furacão na vida das mulheres. Para você ter uma ideia, as revistas mais importantes do mundo e do Brasil deram matérias de capa condenando a terapia hormonal. Em maio de 2002, a revista *Time* deu a seguinte manchete de capa: "The Truth About Hormones: Hormone-Replacement Therapy is Riskier Than Advertised. What's a Woman to do?" [A verdade sobre os hormônios: a terapia de reposição hormonal é mais arriscada do que se anuncia. O que uma mulher pode fazer?, em tradução livre]. Logo depois, agora no Brasil, a revista *Época* fez a seguinte chamada na capa da edição de julho de 2002: "Traídas pela medicina: tratamento-padrão para mulheres na menopausa, a reposição de hormônios é condenada nos EUA porque aumenta o risco de câncer de mama, derrame e infarto". Aterrorizante, não?

Após a divulgação desses dados, a popularidade da terapia hormonal despencou, resultando em uma queda de mais de 80% em seu uso e, além disso, estabeleceu-se um preconceito e medo enormes em relação a ela que partia de todos os lados, pacientes e médicos. De repente, a terapia hormonal virou sinônimo de câncer de mama, derrame e infarto. Como afirma o dr. Drauzio Varella, esse estudo, cuja metodologia hoje é considerada imprecisa, foi um "balde de água fria" para a terapia hormonal:

> Os resultados ganharam as primeiras páginas dos jornais. Como a percepção de risco confunde pessoas não familiarizadas com estatísticas, a reposição caiu em descrédito. Mas veja: o aumento do risco de câncer de mama foi de 26%. Parece muito, não? Só que dos 50 aos 60 anos o risco de uma mulher desenvolvê-lo é de 2,33%. Aumentar 26% significa elevá-lo para 2,94%. Além do mais, esse risco só aumenta depois de cinco anos de tratamento. A mortalidade pela doença, avaliada vinte anos mais tarde, não mostra diferença em relação às que não tomaram hormônios.

Impactado com a queda drástica nos índices de uso da terapia hormonal após a declaração de Rousseau, o médico-cirurgião Marty Makary decidiu investigar a história por trás da pesquisa que mudou drasticamente o curso da terapia hormonal em todo o mundo e impactou a vida de milhões de mulheres. O que ele descobriu é surpreendente. Makary entrevistou diversos médicos que participaram do estudo e revelou que o artigo publicado na renomada publicação *Journal of the American Medical Association* (*JAMA*) foi escrito por um grupo restrito de médicos que lideravam a pesquisa. No entanto, essa não era a prática correta de acordo com o protocolo do estudo. O artigo deveria ter sido analisado e aprovado por um grupo maior, formado por quarenta médicos, chamados de principais investigadores – especialistas conceituados na área, convidados justamente para validar os resultados do estudo.

Além do artigo ter sido publicado sem ser revisado pelo grupo completo de investigadores, um deles, que foi uma voz dissonante ao dizer que havia incongruências no estudo e que o artigo não poderia ser publicado, pois causaria danos irreversíveis à prescrição da terapia de reposição hormonal, o dr. Robert Lagner, foi informado, via e-mail, que ele "estava sendo removido do cargo de presidente de um comitê do WHI e proibido de participar de qualquer publicação futura do WHI sobre TRH". Ele recebeu esse e-mail em 2009, como relata Makary.

> Refletindo sobre a provação, o dr. Lagner escreveu em 2017 que "as circunstâncias altamente incomuns em torno da interrupção precoce e do relato do estudo resultaram em desinformação e histeria que persistem até hoje". Em outra revista médica, ele declarou: "A boa ciência foi distorcida e, em última análise, causou danos substanciais e contínuos às mulheres para quem o tratamento apropriado e benéfico foi interrompido ou nunca iniciado".

Apesar de esse estudo já ter mais de vinte anos e muitas análises posteriores já terem comprovado que ele apresentava várias falhas de metodologia científica, o estrago foi enorme e tem efeitos até os dias de hoje. Como a repercussão do estudo foi muito estrondosa, esses dados equivocados continuam reverberando entre as mulheres e a classe médica. Ainda hoje, muitas pessoas e até muitos médicos ainda têm ideias errôneas e desatualizadas sobre a terapia hormonal. Um estudo brasileiro demonstrou que "58,6% das mulheres que relataram estar cientes sobre a Terapia Hormonal na Menopausa (THM) acreditam que ela aumenta o risco de desenvolver câncer de mama", e "17,9% das mulheres acreditavam que a THM aumenta o risco de doenças cardíacas, mas uma grande parte não soube responder sobre o risco cardíaco (44,7%)".

Hoje em dia existem consensos das principais sociedades médicas de menopausa do mundo confirmando que os benefícios da terapia hormonal são muito maiores do que os possíveis riscos para a grande maioria das mulheres. Poucos anos depois já foi possível entender que os estudos que mostraram esse aumento do risco tinham vários problemas metodológicos. Os principais eram:

- Usavam uma combinação de hormônios antigos: o Premarin, estrogênio sintético obtido da urina de éguas prenhas e administrado via oral; e a medroxiprogesterona, uma progestina – forma de progesterona também sintética, diferente da progesterona natural;
- A média da idade das mulheres participantes do estudo era de 63 anos, muito maior que a média da menopausa no mundo, de 51 anos. As participantes eram mais velhas e começaram o tratamento muitos anos depois da menopausa, consideradas fora da chamada janela de oportunidade, que explicarei mais à frente;
- 60% estavam acima do peso, boa parte fumava ou era ex-tabagista e muitas eram hipertensas.

Ou seja, as conclusões desse estudo não se aplicam à terapia hormonal mais moderna, que é iniciada em uma idade mais precoce e com os chamados hormônios "bioidênticos". Tais hormônios, tecnicamente chamados de isomoleculares, são aqueles que têm a mesma estrutura química e molecular dos hormônios produzidos pelo corpo humano. Além disso, hoje em dia os riscos e benefícios da terapia hormonal já são muito bem conhecidos, e existem diretrizes muito bem estabelecidas e consolidadas das principais sociedades médicas do mundo, com alto nível de evidência científica que confirma os benefícios insubstituíveis da reposição hormonal.

Para dr. Lagner, os médicos líderes da pesquisa enganaram o público e nunca voltaram atrás em suas posições, mesmo após mais de duas décadas em que inúmeros estudos comprovam o contrário. "Seria bom se as pessoas envolvidas na propagação do absolutismo de que 'TRH causa câncer de mama' mostrassem um pouco de humildade. Ainda não é tarde", afirma Makary, que fez também importantes descobertas no estudo:

- As taxas de câncer de mama aumentaram 0,5% ao ano após a publicação do estudo;
- Após mais de trinta estudos, com mais de 25 mil participantes, não foi possível associar TRH e aumento de mortalidade por câncer, pelo contrário, mulheres que usaram TRH viveram mais. Em alguns deles, é apontado que a TRH diminuiu em 39% as ocorrências da doença;
- Há uma incidência menor de mulheres que fazem TRH e têm Alzheimer – as chances são praticamente 35% menores. O estudo, realizado pela Universidade do Sul da Califórnia, concluiu que a reposição de estrogênio pode ser usada na prevenção da doença no período pós-menopausa;
- A TRH é basicamente uma das únicas formas de melhorar a densidade óssea, pois ajuda a tornar os ossos mais fortes. Um

outro estudo corrobora o resultado: mulheres pós-menopausa que usavam estrogênio tinham menos risco de ter fraturas graves, como as de quadril, comuns nessa época da vida;
- A TRH diminui em cerca de 50% os riscos de doenças cardíacas. Se levarmos em conta que esta é a maior causa de morte da mulher norte-americana, é um número impressionante;
- Outro estudo, publicado antes mesmo do desastroso WHI, descobriu que a TRH reduz o risco de eventos coronarianos importantes em quase 40%;
- Pesquisadores dinamarqueses publicaram, em 2012, os resultados de um ensaio clínico randomizado que durou mais de dez anos e lidou com mais de mil mulheres. As descobertas: a TRH reduziu o risco de ataques cardíacos e seu uso prolongado não aumentou o risco de câncer de mama ou derrame.

Uma das principais conclusões obtidas depois de tantos estudos sobre o WHI é o conceito da **janela de oportunidade**: o momento ideal de iniciar a terapia hormonal. Depois do WHI, uma das principais descobertas foi a de que para termos os máximos benefícios da reposição hormonal, é importante que a terapia seja iniciada o mais cedo possível, já no período de transição ou nos primeiros anos após a menopausa. A convenção mais atual é que essa janela de oportunidade vai do momento que a mulher começa a sentir os sintomas da falta de hormônios (pra maioria das mulheres em torno dos 45 a 55 anos) até no máximo dez anos da menopausa, ou antes dos 60 anos. Algo totalmente diferente ocorreu no estudo, já que a média de idade era de 63 anos.

Até mesmo essa janela de oportunidade tem sido repensada ultimamente, pois o tratamento deve ser individualizado e muitas mulheres ainda podem ter muito mais benefícios do que riscos da terapia hormonal, mesmo que iniciada mais tardiamente, após uma análise mais detalhada das condições clínicas da paciente. Um estudo de Sasha Taylor e Susan Davis, recém-publicado pela revista *The Lancet*, uma das mais respeitadas no mundo, fez a seguinte observação sobre a janela de oportunidade:

> As descobertas dos estudos da Women's Health Initiative levaram a diretrizes sobre a THM que geralmente recomendam limitar o início da THM a mulheres que estejam dentro de dez anos após a menopausa ou antes dos 60 anos de idade. Essa recomendação faz com que mulheres que apresentam sintomas incômodos da menopausa e que não iniciaram a THM nesses prazos muitas vezes sejam privadas desse tipo de terapia. Da mesma forma, a maioria das mulheres que poderia se beneficiar dos efeitos protetores da THM contra a perda óssea e fraturas não recebe essa opção de tratamento se não se enquadrar nesses critérios. Com base na revisão das evidências que levaram à indicação condicional da THM, bem como em estudos subsequentes, propomos que as recomendações sobre o início da THM sejam revistas para incluir de modo mais abrangente mulheres fora desses limites cronológicos.

O principal benefício da reposição hormonal é que ela de fato é capaz de melhorar muito a qualidade de vida das mulheres na menopausa, prevenir doenças e promover a longevidade saudável. Quando iniciada no momento certo, a janela de oportunidade que falamos anteriormente, e utilizada da forma correta, é capaz de:

- Acabar com os fogachos (calorões);

- Melhorar o sono e o humor (sintomas depressivos e irritabilidade);
- Melhorar a libido, o ressecamento vaginal e manter uma sexualidade saudável;
- Diminuir o acúmulo de gordura abdominal e facilitar o ganho de massa magra;
- Prevenir os efeitos físicos do envelhecimento da pele;
- Prevenir a osteoporose e o risco de fraturas;
- Reduzir o risco de diabetes, doenças do coração e Alzheimer;
- Prevenir o câncer colorretal;
- Melhorar significativamente a qualidade de vida das mulheres na pós-menopausa.

Naturalmente existem alguns riscos conhecidos da terapia hormonal, mas todos muito baixos diante dos benefícios:

- Câncer de mama: uma das principais preocupações das mulheres que começam o tratamento. Hoje já se sabe que o risco é de menos de 1:1000, ou seja, a cada mil mulheres usando a TH durante a menopausa, em comparação com mil mulheres que não usam a terapia hormonal, menos de uma mulher terá câncer de mama. E esses dados são para a terapia hormonal antiga, a mesma do WHI. Estudos recentes mostram que a terapia hormonal moderna com estrogênio e progesterona "bioidênticos" não aumenta e, em alguns casos, como no uso do estrogênio transdérmico isolado, em mulheres sem útero, pode até reduzir significativamente o risco do câncer de mama;
- Infarto e derrame: existe quando a TH é iniciada fora da janela de oportunidade. Quando iniciada no momento certo, esses riscos são na verdade bastante reduzidos;

- Trombose: por via não oral, o uso de estrogênios não aumenta o risco, e por isso hoje recomenda-se evitar a forma mais comum e mais disponível de TH, que é em comprimidos;
- Câncer do útero: a TH inclui o uso de um hormônio, a progesterona, para proteger o endométrio, camada interna do útero, desse possível efeito – a chamada proteção endometrial. Mulheres que por algum motivo já não têm mais útero são beneficiadas, pois não precisam do uso desse hormônio, embora ele ainda possa ter outros benefícios para uma parte das mulheres.

O legado negativo dos dados do WHI, aliado a esforços insuficientes para desmistificar os equívocos da pesquisa, continua afastando as mulheres da terapia hormonal. É como se, para divulgar os resultados negativos que depois se mostraram incorretos, médicos e imprensa tivessem usado um megafone. No entanto, mais de duas décadas depois, não houve o mesmo empenho para corrigir o erro e mudar a percepção errônea que criou. Os índices de prescrição da terapia hormonal nunca mais voltaram a ser como antes: até 2002, de 25 a 45% das mulheres pós-menopáusicas recebiam prescrição de terapia hormonal, o que podemos considerar até um número baixo; mas, atualmente, apenas cerca de 4% das mulheres nos EUA e Canadá e cerca de 15% das mulheres no Reino Unido a utilizam.

Infelizmente, uma pesquisa mal conduzida, mal interpretada e principalmente mal divulgada, gerou muita confusão, desinformação e preconceito em relação à TRH, e as mulheres ainda estão pagando o preço por isso. Mas os ventos estão finalmente mudando e diariamente construímos uma janela de oportunidade ótima para discutir, divulgar e desmistificar a menopausa!

CAPÍTULO 4

A TERAPIA HORMONAL: ALIADA PARA UMA LONGEVIDADE SAUDÁVEL

A menopausa teve, para mim, o impacto de um meteoro. Eu me senti numa saga até conseguir descobrir o diagnóstico. Tudo começou com 37 anos. Comecei a ter um distúrbio muito forte de sono. Como eu trabalhava muito, viajava a trabalho e minha filha tinha uns 8 anos, achei que fosse estresse. No entanto, junto ao sono, comecei a sentir um cansaço enorme e uma queda na libido. Eu acordava rastejando. Mesmo assim, toquei a vida e comecei a pedalar. Me apaixonei pelo ciclismo e virei atleta aos 40 anos! Comecei a competir na modalidade *mountain bike*. Mesmo com o aumento dos exercícios e dos treinos, meu sono continuava muito ruim. Eu comecei a entrar em parafuso, achando que tinha alguma doença. Eu não conseguia entender: eu comia certo, sempre fiz exercício físico, sou magra… mesmo assim, eu não dormia. Foram quatro anos tentando encontrar uma resposta. Até pelo laboratório do sono eu passei, cheguei a dormir lá uma noite com os eletrodos na cabeça.

Aos poucos, os sintomas foram piorando. Comecei a sentir dores muito fortes musculares e nas articulações, a ponto de ficar na cama por uma semana. Também comecei a sentir cólicas horríveis que também me deixavam na cama, cheguei a não conseguir trabalhar por conta disso. Teve uma época que achei que pudesse estar com fibromialgia. Como se isso tudo não bastasse, minha libido caiu a zero e eu tinha dores nas relações, por conta do ressecamento vaginal. Outro problema que ocorreu comigo e que é bastante comum, mas que só fui saber depois, porque comecei a estudar o tema, é que a diminuição dos hormônios aumenta a chance de ter infecção urinária de repetição. Em um ano eu tive quatro vezes!

O mais difícil é que eu passei por diversas especialidades médicas do meu plano de saúde e ninguém cogitou a possibilidade de ser menopausa. Quando eu completei 42 anos, meu desempenho no ciclismo despencou. Eu tinha dores no corpo todo e não conseguia me recuperar para o treino seguinte, mesmo descansando dias. Porque eu entrei num ciclo de fadiga extrema: não dormia, não tinha hormônio, não absorvia vitamina... No trabalho, foi um horror também. Como Oficial de Justiça, sempre fui elogiada por cumprir prazos ao cuidar dos processos. De repente, comecei a levar várias broncas. Justo eu, que sempre fui superfocada e disciplinada, comecei a ser cobrada porque não conseguia mais entregar as coisas no prazo. Aquela mesma rotina, que eu tinha há vinte e seis anos, começou a ficar difícil e confusa. Eu falava duas vezes a mesma coisa para o meu marido, pois eu esquecia do que dizia. Eu não me sentia mais uma boa profissional, nem mulher, nem mãe. Por causa das dores crônicas eu comecei a me sentir deprimida – um sintoma da menopausa também. Eu cheguei a ter pensamentos muito ruins, a pensar que não valia a pena continuar vivendo daquela forma. Eu fiquei um fiapo.

Até que eu fiz uma consulta particular em 2022 e a médica me disse: "Você está na pré-menopausa, bem-vinda". Desde então, eu faço reposição e a vida foi melhorando aos poucos. Com o dr. Igor, conseguimos encontrar a dose certa dos hormônios e eu sinto como se tivesse voltado

> quinze anos no tempo. O vigor, a energia, a libido voltaram! Eu estou muito feliz! Agora, eu digo para todas as mulheres ao meu redor que estão na faixa etária da menopausa: "Já começou a sua reposição?".
>
> **Fernanda, 44 anos**

Atualmente é consenso entre a comunidade médica que a melhor forma de cuidar da menopausa é minimizar a falta de hormônios no corpo, uma vez que ela não pode ser prevenida, evitada ou curada. A lógica é semelhante à de outras condições, como diabetes ou hipotireoidismo: não esperamos faltar totalmente a insulina ou os hormônios tireoidianos no organismo para começar um tratamento; ao contrário, fazemos a reposição a partir do momento que os sintomas começam a aparecer, para manter o equilíbrio do corpo e minimizar os efeitos da falta desses hormônios.

A terapia de reposição hormonal moderna utiliza preferencialmente os hormônios isomoleculares, ou "bioidênticos", que possuem a mesma estrutura e composição química dos hormônios naturais do corpo feminino. Ou seja, quando tais hormônios são utilizados, repõe-se algo igual ao que o próprio organismo produzia. Simples assim. No entanto, ainda existem muitas barreiras para que as mulheres tenham acesso a esse tratamento. De acordo com a Associação Brasileira do Climatério, apenas 22,3% das mulheres entre 45 e 64 anos receberam indicação médica para realizar a terapia hormonal.

Quero reforçar que iniciar o tratamento adequado da menopausa na época certa, que é no início do aparecimento dos sintomas, não deve ser visto como uma derrota ou como "jogar a toalha" – um sentimento que ainda ronda o tema. *Mas a menopausa não é algo natural para a mulher? Para quê interferir?* É assim que algumas costumam pensar, principalmente aquelas que se identificam com as linhas de pensamento mais naturalistas ou são avessas a "remédios". Sobre isso, é importante um esclarecimento: sim, a menopausa é um processo natural. Assim como as doenças degenerativas e cardiovasculares, a osteoporose, o aspecto envelhecido da pele, tudo isso é "natural" do envelhecimento. Porém, há hoje uma mudança no contexto em que vivemos. Há cerca de cem anos, o "natural" para a maior parte das mulheres era nem chegar à idade da menopausa.

A longevidade alcançada nos tempos de hoje é que deve ser vista como algo "não natural" – nosso corpo não foi preparado, biologicamente falando, para alcançar oitenta ou cem anos. Isso se deve aos avanços da ciência como um todo e, especialmente, da Medicina. E a mulher moderna não quer apenas viver muito, ela também quer ter qualidade de vida, vitalidade e uma jovialidade na faixa dos 50 ou 60 anos, idade em que nossas mães e avós já tinham aparência e comportamento de mulheres "idosas".

No entanto, é totalmente possível garantir qualidade de vida e reduzir o impacto da menopausa com a reposição hormonal adequada do que começa a faltar na transição menopausal e se esgota por completo na menopausa. Vale lembrar que o ser humano é a única espécie que passa tanto tempo da vida em uma fase não reprodutiva. Por isso, é essencial que as mulheres conheçam suas opções e se sintam empoderadas para buscar o tratamento mais adequado às suas necessidades.

Reforço mais um dado: estudos e consensos modernos indicam que são pouquíssimas as mulheres que realmente não podem se beneficiar da reposição hormonal. Uma pesquisa brasileira mostrou que, entre as mulheres que fazem terapia hormonal da menopausa,

91,1% relataram uma melhora na qualidade de vida. Como evidenciado no depoimento do início do capítulo, muitos sintomas melhoram significativamente e alguns até desaparecem, como os fogachos. Mesmo as mulheres que tomam vários medicamentos na maioria das vezes também podem ser tratadas com reposição hormonal. Aliás, é muito comum eu receber em meu consultório mulheres que descrevem o uso de remédios para dormir, ansiedade ou depressão, quando a reposição hormonal poderia ser a solução mais adequada. Essa abordagem não apenas melhora a qualidade de vida durante a menopausa, mas também promove a saúde a longo prazo, aumentando as chances de um envelhecimento saudável e ativo para as mulheres.

CONCEITOS E FASES DA MENOPAUSA

Ao longo dos anos de prática clínica e estudo ininterrupto sobre menopausa, muitas mulheres me perguntaram: "Como saber se estou entrando na pré-menopausa?". Infelizmente, ainda não há um exame capaz de diagnosticar essa fase com precisão. Como os hormônios oscilam bastante durante a transição menopausal, os resultados dos exames costumam parecer "normais", dentro das referências estabelecidas pelos laboratórios. No entanto, como vimos, mesmo com exames "normais" e ciclo menstrual regular, a mulher já pode estar na perimenopausa. Só é possível identificar isso através de uma avaliação clínica minuciosa, ou seja, através do conjunto de sinais e sintomas, por isso é fundamental a escuta atenta da mulher nessa fase por um médico experiente.

É muito importante compreender essa questão: para algumas doenças ou condições de saúde, o diagnóstico pode ser baseado em parâmetros objetivos como: níveis de pressão arterial para diagnosticar hipertensão, níveis de glicose no sangue para diabetes, níveis de colesterol para dislipidemia etc. Para inúmeras doenças ou condições de saúde, especialmente as chamadas síndromes, o diagnóstico é baseado essencialmente no conjunto de sinais e sintomas, e pode ou não ter algum parâmetro laboratorial envolvido como parte dos critérios diagnósticos. São vários os exemplos de condições que não dependem de nenhum exame laboratorial: depressão, ansiedade, fibromialgia, enxaqueca, transtorno do espectro autista, síndrome do intestino irritável, síndrome pré-menstrual e transtorno disfórico pré-menstrual, transtorno de déficit de atenção e hiperatividade, síndrome de Meniére, tremor essencial, doença de Parkinson e de Alzheimer... e assim é também o diagnóstico da chamada síndrome do climatério, o termo técnico utilizado para definir os sintomas da transição menopausal e menopausa: um conjunto de sintomas e sinais clínicos, cujo diagnóstico não depende da dosagem de nenhum hormônio, pois estes só ficam alterados em uma fase mais tardia do processo de transição para a menopausa, anos depois do início dos sintomas.

Por isso, é ainda mais importante conhecer os sintomas e contar com um acompanhamento médico atualizado e capacitado para realizar o diagnóstico correto. Compreender como a menopausa funciona também é essencial, pois permite que a mulher tenha conhecimento sobre seu próprio corpo e se sinta empoderada e no controle da situação.

A menopausa está dividida em três fases, já citadas ao longo do livro:

- **A perimenopausa**, também chamada de pré-menopausa ou transição menopausal, é o período em que os ovários começam a falhar e a produção hormonal passa a oscilar, causando os sintomas descritos no capítulo anterior. Essa fase geralmente começa no final dos 30 anos ou início dos 40 e pode durar cerca de três a dez anos no total.

- **A menopausa** é definida como o período de doze meses após o último ciclo menstrual, ocorrendo, em média, entre os 50 e 52 anos. No Brasil, a média entre as mulheres é de 48 anos. Considera-se menopausa prematura – ou insuficiência ovariana prematura – quando a menopausa ocorre antes dos 40 anos; precoce, dos 40 aos 45; normal entre os 45 e 55 anos; e tardia após os 55 anos. Algumas pesquisas indicam que algumas condições ou hábitos aumentam as chances de as mulheres entrarem antes na menopausa, como: predisposição genética, doenças autoimunes, tabagismo, exposição a quimioterapia ou radioterapia, fatores ambientais e nutricionais, cirurgias ovarianas, como cirurgias para cistos de ovário ou endometriose ovariana, e retirada do útero, mesmo com a preservação dos ovários.

- **A pós-menopausa** é o período de vida após o início da menopausa, ou seja, depois do fim definitivo do ciclo menstrual e da fase reprodutiva da mulher. Alguns sintomas como os calorões podem perdurar ainda, em média, entre quatro e nove anos, e para algumas mulheres ocorrerão até o final da vida. Já outros sintomas, como a síndrome geniturinária e a perda de massa óssea, só pioram progressivamente se não forem tratados.

NÃO CAIA NA PEGADINHA DOS TESTES DE FARMÁCIA!

No fim de 2024, enquanto revisava este livro para enviar à editora, notei que começaram a surgir nas farmácias testes de "diagnóstico de menopausa" semelhantes aos testes de gravidez. Porém, esses testes não são úteis, pois só apresentariam um resultado confiável em uma fase mais avançada da transição menopausal, quando os exames laboratoriais também sofrem alterações hormonais significativas. No caso de um teste de gravidez, o resultado é preciso: há um hormônio específico que indica claramente "sim" ou "não". A menopausa não funciona assim. Os hormônios oscilam demais nessa fase, e isso torna o teste impreciso, ou seja, inútil para uma definição tão importante.

Para esse tipo de teste de urina, é analisado o hormônio FSH (hormônio folículo-estimulante), que é produzido na hipófise, região do cérebro. Ele é responsável por estimular o ovário a produzir os hormônios estrogênio e progesterona. Quando o ovário começa a entrar em falência e deixa de produzir o estrogênio, o FSH vai aumentando, numa tentativa de estimular mais o ovário. Então, há uma relação direta entre o equilíbrio do estrogênio produzido pelos ovários e o FSH produzido na hipófise. E o FSH é o principal hormônio que pode ser dosado relacionado à menopausa: seu aumento revela que a mulher está entrando na menopausa. Porém, ele já oscila, naturalmente, de acordo com a fase do ciclo menstrual. Na perimenopausa, essas oscilações ficam muito mais intensas e irregulares, como é possível ver no gráfico abaixo, que demonstra as mudanças do FSH durante os estágios da transição menopausal:

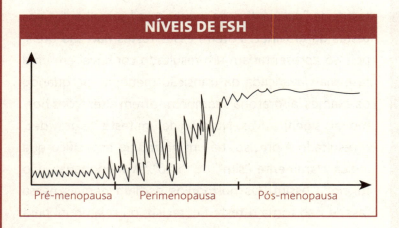

O problema é que uma mulher já com sintomas da perimenopausa pode obter um resultado falso-negativo, o que a levaria a acreditar que não está na transição menopausal, e, ao mesmo tempo, o teste pode dar positivo na fase de perimenopausa e ser interpretado como diagnóstico da "menopausa", como diz a própria embalagem, que não diferencia as fases. O perigo disso é que na perimenopausa a mulher ainda cicla e tem risco, mesmo que baixo, de gravidez. Conclusão, o teste de farmácia é mais um produto do chamado *menowashing* – algo com grande apelo comercial para as mulheres que estão nessa fase, mas sem real utilidade e que pode causar confusão.

Nos próximos capítulos, vamos conversar sobre como a menopausa afeta todo o corpo feminino; os riscos que ela traz e o custo de não tratá-la; como funcionam os tratamentos; os poucos casos em que a reposição hormonal não é indicada e as alternativas possíveis. Também abordaremos outros hábitos essenciais que você precisa adotar se quiser lidar bem com a menopausa, atitudes que vão além da reposição hormonal.

Vamos juntos!

CAPÍTULO 5:

COMO A PERIMENOPAUSA E A MENOPAUSA AFETAM O SEU CORPO

É uma fase difícil e que poucas pessoas entendem. O que eu mais ouvi foi: "Ah, é normal, é natural, é assim mesmo". Tenho 50 anos e comecei a sentir alguns sintomas por volta dos 44. No início, eu senti um pouco de insônia, mas o que mais me pegou, nesse primeiro momento, foi a oscilação de humor, porque era algo que eu não conseguia entender nem controlar: às vezes eu me sentia muito eufórica, às vezes muito triste, às vezes muito irritada. Comecei a me questionar: *Será que é o trabalho, será que é o trânsito, estresse, casa, casamento?* Porque tudo fica confuso. Procurei ajuda em médicos, fiz exames, tomei antidepressivo e sempre ouvia: "Mas você tá ótima". E eu me sentindo cada vez pior. Comecei a ter insônias de ficar a noite toda sem dormir, muito desanimada, minha libido caiu muito, meu intestino ficou estranho e eu passei a ter uma incontinência urinária de urgência enorme! Na uma hora, uma hora e meia que eu levo para chegar ao trabalho, tinha que parar entre quatro e cinco vezes para urinar. Eu sabia todos os postos de gasolina e farmácias do percurso em que eu podia usar o banheiro. Isso sem falar nas inúmeras vezes em que passei pelo constrangimento de fazer xixi no meu próprio carro.

Eu passei por uns seis ginecologistas diferentes e todos dizendo: "Tá tudo bem, não tem problema nenhum". Como eu tinha – ainda tenho – DIU Mirena e não tinha o parâmetro da menstruação, não conseguia saber se já tinha parado de menstruar. Mas isso não significa que eu não perguntei para os médicos sobre reposição hormonal pois, para mim, seria algo natural em algum momento da minha vida.

Mas todos eram enfáticos em dizer que não era necessário. Só escutava que era algo perigoso, que podia dar câncer de mama e aumentar o risco de trombose. Me mandaram tomar chá de amora e uns suplementos tipo maca peruana, como se num passe de mágica tudo aquilo fosse sumir.

Era uma confusão enorme de sentimentos e eu comecei a achar que era coisa da minha cabeça. Então, comecei a estudar por conta própria. Até que eu cheguei num médico que disse algo que, para mim, foi a gota d'água: "Você tem que entender que é um processo natural da vida das mulheres e que você tem que se adaptar, como mais uma fase da vida". Eu já estava tão cansada de passar por tantos médicos que respondi: "Com todo o respeito, eu não sou obrigada a passar por isso não". Pensei comigo: *quer dizer que eu cheguei nos cinquenta e acabou para mim, é isso?*

Foi então que eu cheguei no dr. Igor e começamos a fazer uma reposição aos pouquinhos. Ele e meu neurologista juntos conversam, pois eu tive um AVC no final de 2022 e faço um sério acompanhamento desde então. Eu estava disposta a usar mesmo com alguma contraindicação, pois eu não aguentava mais tanto mal-estar. Nós estamos no início do tratamento, então, ainda há ajustes a serem feitos. Mas eu já senti melhoras na irritabilidade, no sono – adeus, noites acordada – e a incontinência sumiu!

Tenho falado abertamente sobre a menopausa com todo mundo, principalmente com o meu marido. Acredito que a informação é uma aliada fundamental de todos nós, mulheres e homens, a atravessar essa fase tão difícil.

Merlin, 50 anos

Todas as mulheres percebem, de uma forma ou de outra, em maior ou menor grau, o impacto da menopausa em suas vidas. Mas o que ocorre exatamente no corpo e no cérebro ao longo do processo de transição para a menopausa e pós-menopausa? Como e por que desencadeia tantas mudanças? A menopausa é tão transformadora que pode ser comparada a uma espécie de segunda puberdade – uma fase de intensas mudanças que encerra o ciclo reprodutivo feminino, em um percurso tão marcante quanto seu início.

Na puberdade, a mulher leva cerca de dois a três anos para atravessar essa transição. O processo começa com o desenvolvimento do broto mamário, conhecido como telarca. Em seguida, geralmente surgem os pelos pubianos e axilares. Com o desenvolvimento das glândulas sudoríparas, a menina passa a ter um odor corporal mais forte e começa a usar desodorante. Tudo isso ocorre até o último evento dessa fase, a menarca, que é a primeira menstruação. Mesmo assim, para a maioria das meninas, os ciclos menstruais nos primeiros dois anos são marcados por irregularidade – muitas, por exemplo, nem começam a ciclar todos os meses no início, e algumas nunca terão ciclos regulares ao longo da vida.

O ciclo menstrual é o processo pelo qual o corpo se prepara, todos os meses, para uma possível gravidez. Quando isso não ocorre, a mulher menstrua. Ao se aproximar dos 40 anos, com o início da perimenopausa, o equilíbrio entre os hormônios estrogênio e progesterona começa a se alterar. Durante essa fase de transição, a maioria das mulheres passa por um fenômeno chamado predominância estrogênica. Embora ainda não seja um termo cientificamente reconhecido, estudos recentes indicam que esse período é caracterizado por um excesso de estrogênio em relação à progesterona, responsável por boa parte dos sintomas que podem começar a ocorrer.

Ao longo da vida, os ovários envelhecem duas vezes mais rápido que os outros órgãos do corpo. Para você ter uma ideia, uma mulher nasce com cerca de um milhão de óvulos, mas aos 30 anos ela já perdeu 90% desse total. Aos 40, possui 3%. O período da transição menopausal é caracterizado pela perda do padrão do ciclo menstrual, já que o ovário, principal responsável pela produção dos hormônios femininos, começa a lentamente perder sua função, causando imprevisibilidade e oscilações.

A falência dos ovários produz um impacto enorme no corpo da mulher, já que os ovários são os responsáveis pela produção de progesterona, estrogênio e parte da testosterona, os chamados hormônios sexuais femininos – um termo que tem, inclusive, sido revisto, já que há receptores desses hormônios em vários tecidos e órgãos do corpo todo e eles têm funções que agem de uma forma muito mais ampla e complexa do que apenas as reprodutivas. A seguir, vamos entender melhor qual a função e a importância de cada um desses hormônios produzidos pelos ovários.

ESTROGÊNIO

O estrogênio é o principal hormônio feminino, composto por três tipos principais: estradiol (o mais potente e importante), estriol e estrona. Ele atua como um anti-inflamatório natural, protegendo tecidos e órgãos de diversas formas:

- No sistema reprodutivo, o estrogênio é fundamental para o desenvolvimento e a manutenção dos órgãos reprodutivos, como o útero e os ovários, além de regular o ciclo menstrual;

- Ele é crucial, também, para a manutenção da saúde óssea, promovendo a densidade mineral óssea e ajudando a prevenir a osteoporose, especialmente após a menopausa;
- No sistema cardiovascular, o estrogênio ajuda a manter a saúde dos vasos sanguíneos, mantendo sua elasticidade e regulando os níveis de colesterol, o que reduz o risco de doenças cardiovasculares;
- No sistema nervoso central, influencia a função cognitiva e o humor, sendo sua deficiência associada a um maior risco de demência, depressão e outros transtornos psíquicos em mulheres na pós-menopausa;
- O estrogênio tem influência sobre o metabolismo energético e da glicose, afetando a distribuição de gordura corporal e a sensibilidade à insulina;
- No sistema imunológico, modula a resposta imune, e sua falta pode favorecer doenças autoimunes.

As oscilações nos níveis de estrogênio podem provocar diversos sintomas. Em concentrações elevadas, podem ocorrer sensibilidade mamária, menstruações intensas ou irregulares, inchaço, retenção de líquidos e alterações de humor, incluindo irritabilidade e sintomas depressivos ou ansiosos. Já a falta de estrogênio, característica da menopausa, leva a sintomas como ondas de calor, suores noturnos, alterações do humor, ganho de gordura abdominal, insônia, fragilidade óssea, ressecamento vaginal e incontinência urinária, entre outros.

PROGESTERONA

A progesterona é o hormônio tipicamente conhecido como sendo mais relacionado à gestação, já que durante a gravidez esse hormônio atinge níveis bem elevados, mas atualmente já sabemos que ela desempenha também vários outros papéis importantes no organismo feminino. A progesterona tem uma função importante, durante o ciclo menstrual, de manter o útero viável para implantação do embrião após a ovulação, e é fundamental para seu desenvolvimento nos primeiros meses, até a formação completa da placenta. Um outro papel fundamental da progesterona, especialmente para a mulher na menopausa, é a chamada proteção do endométrio, camada mais interna do útero: ela equilibra um dos efeitos principais do estrogênio que é de estimular o endométrio a crescer (para receber a gestação). Por isso, na terapia hormonal da menopausa, a progesterona é necessária principalmente para equilibrar o efeito do estrogênio, que pode levar a um crescimento exagerado do endométrio, causando sangramentos menstruais e aumentando o risco de desenvolvimento de câncer uterino.

A progesterona, mais recentemente, passou a ser chamada também de hormônio da tranquilidade, pois estudos recentes têm mostrado sua capacidade de acalmar o sistema nervoso. Ela atua de maneira importante na regulação da ansiedade, humor, memória e principalmente no sono. Quando os índices de progesterona baixam, as mulheres podem sentir insônia, menstruações intensas, ansiedade, irritabilidade e enxaquecas frequentes. Embora as diretrizes tradicionais ainda recomendem o uso de progesterona na terapia hormonal da menopausa apenas para mulheres com útero para proteger o endométrio, como mencionei acima, estudos mais recentes indicam que a progesterona natural pode trazer benefícios significativos inclusive para mulheres sem útero. Alguns desses benefícios são:

- Apresenta potenciais efeitos neuroprotetores, protegendo contra doenças neurodegenerativas e pode contribuir para a prevenção e reversão de alterações no sistema nervoso relacionadas ao envelhecimento, como o AVC isquêmico e a doença de Alzheimer;
- A progesterona natural tem demonstrado alguma eficácia também na redução de ondas de calor e suores noturnos, além de melhorar a qualidade do sono em mulheres na menopausa;
- Em comparação aos progestágenos sintéticos (ou "progestinas"), a progesterona natural não aumenta o risco de câncer de mama, tornando-se uma opção mais segura para a terapia hormonal;
- Estudos apontam que pode contribuir para a proteção cardiovascular, melhorando a saúde dos vasos sanguíneos, sem preocupações significativas de segurança nessa área. Além disso, pode beneficiar a saúde da pele, ajudando a retardar o envelhecimento cutâneo em mulheres na menopausa.

TESTOSTERONA

A testosterona é o principal hormônio do homem. A mulher também o produz, mas em níveis dez a quinze vezes menores. Mesmo com níveis bem mais baixos, esse é um hormônio que também desempenha várias funções importantes no organismo feminino. Na mulher, a testosterona é produzida em dois órgãos principais: nos ovários, seu principal produtor, e nas glândulas supra-renais ou adrenais. Com o esgotamento do ovário após a menopausa, a mulher não zera a produção de testosterona, que continua nas adrenais, mas a produção fica muito pequena. Na faixa dos 40 anos, a mulher tem aproximadamente metade da produção de testosterona que tinha aos 20 anos. Até os 50 anos, vai para perto de zero.

A testosterona é o hormônio mais relacionado à função sexual: desejo, excitação, lubrificação e orgasmo. Tanto que a única indicação hoje oficialmente reconhecida de reposição de testosterona em mulheres é para a disfunção sexual na pós-menopausa, excluindo-se outras potenciais causas. Mas, sabemos que a falta da testosterona nas mulheres na pós-menopausa também pode ter várias outras consequências: fadiga crônica, falta de disposição e energia, ganho de peso, perda de massa muscular e dificuldade de ganhar musculatura mesmo com dieta e treino adequados, piora da densidade óssea e até sintomas depressivos. Por isso, por experiência prática, sabemos que a reposição adequada e sem excessos de testosterona em mulheres na menopausa pode trazer muitos benefícios para além da melhora da sexualidade.

ENTENDENDO MELHOR A DIFERENÇA ENTRE HORMÔNIOS SINTÉTICOS E ISOMOLECULARES, OU "BIOIDÊNTICOS"

Quando se trata de terapia hormonal, é importante entender que há dois tipos principais de hormônios:

os sintéticos e os isomoleculares, também conhecidos como "bioidênticos".

Primeiro, importante entender que o mais correto é falar em hormônios isomoleculares, ou seja, hormônios cuja estrutura molecular é idêntica ou muito semelhante àquela produzida pelo nosso próprio organismo – o termo "bioidêntico", bastante difundido, é considerado inadequado do ponto de vista técnico e já foi muito usado com um certo apelo para o marketing. Os hormônios sintéticos diferenciam-se dos isomoleculares porque, apesar de terem ação nos receptores de estrogênio, progesterona ou testosterona, apresentam algumas variações estruturais e, portanto, diferenças em efeitos e riscos.

Há, também, uma confusão frequente entre hormônios isomoleculares e hormônios manipulados, quando, na realidade, não se trata de sinônimos. Existem hormônios isomoleculares produzidos pela indústria farmacêutica convencional, e também há hormônios manipulados que não são isomoleculares. O que define um hormônio como isomolecular é a sua estrutura idêntica àquela do hormônio humano, não o fato de ser manipulado ou não.

Estrogênios

Para os estrogênios, por exemplo, temos o estradiol, o estriol, a estrona e mais recentemente o estretol. Há opções comerciais de estrogênios naturais já disponíveis em farmácias, como o estradiol e o estriol. Por outro lado, o estrogênio sintético mais utilizado em anticoncepcionais é o etinilestradiol, principal componente das pílulas anticoncepcionais atuais, que apresenta maior risco de trombose. Esse risco, no entanto, não é observado no estradiol natural, principalmente quando administrado por via não oral, como ocorre na terapia de reposição hormonal.

Progesterona
Na família das progesteronas, existe uma grande variedade de opções sintéticas, chamadas de progestágenos ou progestinas. Esses hormônios têm sido mais associados a um discreto aumento no risco de câncer de mama, diferentemente da progesterona natural, que não tem esse risco e é bastante segura.

Nomes da família das progestinas: medroxiprogesterona, a mais estudada, utilizada nos grandes estudos antigos sobre a terapia hormonal; noretisterona, levonorgestrel, gestodeno, desogestrel, etonogestrel, drospirenona, dienogeste, nomegestrol, nestorone e gestrinona.

Testosterona
No caso da testosterona, existem algumas formas sintéticas, chamadas de ésteres da testosterona, indicadas para para reposição em homens e não adequadas para mulheres. São exemplos o cipionato, enantato e o undecanoato de testosterona. O mais indicado para a reposição feminina é a testosterona "base", ou seja, natural, que infelizmente ainda é pouco disponível.

Até o momento, apenas um país aprovou uma testosterona natural produzida pela indústria farmacêutica, a Austrália, que em 2021 aprovou o Androfeme-1 para uso em mulheres. Desde 2023, no Reino Unido, está acontecendo um estudo para aprovação de um adesivo de testosterona para mulheres.

Atualmente, já dispomos de opções isomoleculares e seguras de estrogênio e progesterona produzidas pela indústria farmacêutica e disponíveis em farmácias comuns, seguindo as recomendações das sociedades médicas como opções mais seguras e confiáveis – embora ainda existam poucas opções de marcas e dosagens. Já para a reposição da testosterona natural em mulheres, não há opções tradicionais disponíveis e seu uso no mundo todo (com exceção da Austrália) requer manipulação.

O ESTRETOL: UM ALIADO A CAMINHO

O estetrol (E4) vem ganhando atenção como um hormônio promissor no tratamento da menopausa, embora seu uso clínico ainda esteja em desenvolvimento e avaliação. Trata-se de um estrogênio natural, produzido exclusivamente pelo fígado do feto durante a gravidez, identificado originalmente no sangue materno e fetal. Suas propriedades incluem uma seletividade tecidual capaz de oferecer benefícios terapêuticos com menos efeitos adversos em comparação aos estrogênios tradicionais, como o estradiol.

Atualmente, o estetrol já foi aprovado para uso em contraceptivos orais combinados, como a pílula formulada com a associação de estetrol e drospirenona, nos Estados Unidos e na Europa, demonstrando seu perfil de segurança e eficácia. No entanto, em relação à terapia hormonal para a menopausa, ainda não há aprovação ampla, embora estudos estejam em curso para avaliar sua aplicabilidade. Acredita-se que, devido à sua ação seletiva em tecidos específicos, o estetrol possa aliviar sintomas como fogachos e atrofia vaginal com menos efeitos colaterais, incluindo trombose e alterações no endométrio.

Pesquisas preliminares sugerem que o estetrol apresenta menor atividade no fígado, o que pode reduzir os riscos trombogênicos associados a outros estrogênios utilizados atualmente pela via oral (em comprimidos). Sua segurança e eficácia para uso específico em mulheres na menopausa continuam sendo avaliadas em ensaios clínicos que buscam encontrar um equilíbrio adequado entre os benefícios no alívio dos sintomas e a minimização de efeitos adversos. Por enquanto, o hormônio não conta com aprovação específica para terapia da menopausa, mas permanece como um campo promissor de pesquisa nessa área.

O PREÇO DA FALTA DOS HORMÔNIOS NO CORPO

Quase sempre, o debate sobre reposição hormonal foca apenas nos riscos do tratamento, sem levar em conta algo muito importante: as consequências do não tratamento, ou seja, da não reposição dos hormônios. É fundamental nesse debate considerar dois fatores muito relevantes do contexto atual. Primeiro porque as mulheres vivem hoje por décadas na pós-menopausa, passando uma parte significativa da vida sem níveis adequados de estrogênio e outros hormônios, o que pode aumentar substancialmente o risco de doenças e afetar diretamente a qualidade e a expectativa de vida. A longevidade atingida por conta do avanço da ciência e da Medicina contemporânea nos coloca, enquanto sociedade, diante de novos desafios que precisam ser considerados com muita atenção. O segundo ponto é que, quando se discute a reposição hormonal, se desconsidera que os hormônios disponíveis atualmente são idênticos aos produzidos pelo corpo e, como todos os estudos mais atuais têm confirmado, muito seguros.

Além de aliviar ou até eliminar os sintomas da menopausa, a reposição hormonal moderna reduz o risco de diversas doenças e protege a saúde a longo prazo. Dessa forma, o impacto negativo da falta de hormônios na grande maioria das vezes é, de longe, bem maior do que o risco associado à reposição, reforçando a importância de considerar os benefícios da terapia hormonal em um contexto mais amplo e de longo prazo.

Osteoporose

A osteoporose é uma doença caracterizada pela perda progressiva da densidade dos ossos (chamada tecnicamente de massa óssea), o que os enfraquece e torna mais suscetíveis a fraturas. Nas mulheres, essa perda de densidade óssea se intensifica ao longo da vida, especialmente após os 40 anos, como efeito inevitável da diminuição progressiva de estrogênio, o que eleva significativamente o risco de osteoporose. Devido à falta desses hormônios, as mulheres têm quatro vezes mais chances de desenvolver a doença em comparação aos homens.

O problema da osteoporose é elevar muito o risco de fraturas. Dentre elas, a mais grave é de quadril, porque eleva a taxa de mortalidade de modo significativo: ⅓ dos adultos acima de 65 anos acaba falecendo em até doze meses após uma fratura de quadril. Para mulheres com 70 ou 80 anos, uma fratura no quadril é geralmente mais grave do que ter um câncer de mama, por exemplo, pois leva a um quadro de internação, riscos de cirurgia e complicações no pós-operatório.

Uma pesquisa revelou que, após a publicação do estudo de 2002, que levou a uma queda de quase 80% na reposição hormonal, o risco de fratura de quadril aumentou em 55%. Como consequência, estima-se que entre 20 mil e 90 mil mulheres tenham morrido prematuramente entre 2002 e 2012 nos Estados Unidos por terem interrompido a reposição hormonal.

Doenças cardiovasculares

Outro ponto importante é que a principal causa de morte entre mulheres no mundo todo são as a doenças cardiovasculares, condições que afetam o coração e os vasos sanguíneos e que incluem principalmente o infarto e derrame. Um dos maiores benefícios comprovados da terapia hormonal é reduzir os riscos dessas condições, pois a reposição de estrogênio tem uma ação benéfica nos vasos sanguíneos e no sistema cardiovascular. A falta de estrogênio leva ao enrijecimento dos vasos e piora do colesterol, aumentando o risco cardiovascular. A reposição hormonal torna-se ainda mais crucial quando a menopausa ocorre antes dos 40 anos, pois seu aparecimento precoce aumenta significativamente o risco de doenças cardiovasculares e de morte prematura.

Diabetes

A deficiência de estrogênio em mulheres após a menopausa está associada a um aumento do risco de diabetes tipo 2, principalmente devido a alterações no metabolismo da glicose e na sensibilidade à insulina, hormônio produzido pelo pâncreas que permite que as células convertam os alimentos em energia. A falta do hormônio feminino contribui para a disfunção das células pancreáticas e aumenta a resistência à insulina, o que pode levar a intolerância à glicose e ao desenvolvimento de diabetes.

Síndrome geniturinária

Conjunto de sintomas associados à deficiência de estrogênio que afeta o trato geniturinário feminino, incluindo a vagina, a vulva, a uretra e a bexiga. Esses sintomas podem incluir secura vaginal, queimação, irritação, coceira, dor durante a relação sexual e sintomas urinários como vontade mais frequente e urgência para urinar, incontinência e infecções urinárias recorrentes. É uma condição crônica e que pode afetar algumas mulheres já no início da transição menopausal, enquanto para outras, os sintomas podem demorar anos para aparecer. Mas, sem a terapia hormonal e principalmente depois de vários anos da menopausa, todas as mulheres terão algum sintoma dessa síndrome, que para algumas é extremamente prejudicial para a qualidade de vida e sexualidade.

Cognição e humor
Diversos estudos comprovam que tanto o estrogênio como a progesterona têm um importante papel no cérebro, exercendo um efeito de neuroproteção. A falta desses hormônios após a menopausa está associada a uma piora da função cognitiva, como déficits de memória, aumento do risco de doença de Alzheimer e de transtornos do humor, com destaque para a depressão.

Pele
A falta do estrogênio acelera o envelhecimento da pele, deixando-a mais seca, fina, menos elástica e com menos colágeno, favorecendo a formação de rugas e piora da função de barreira da pele.

Câncer colorretal
A terapia hormonal comprovadamente diminui o risco de câncer colorretal, o segundo mais comum em mulheres depois do câncer de mama.

Ou seja, os benefícios da reposição hormonal são inúmeros e muito maiores do que os possíveis riscos. Várias pesquisas demonstram que a reposição hormonal, além de manter a qualidade de vida e o bem-estar emocional, físico e sexual das mulheres, é também um fator de proteção contra doenças crônicas e graves, cujas taxas tendem a aumentar com a falta dos hormônios. Mesmo em casos em que pode haver contraindicações, como o da Merlin, que já teve um AVC, ainda assim, há ponderações e análises importantes que podem ser feitas e um entendimento, em conjunto com a paciente, que os benefícios da reposição podem se sobrepor aos riscos.

É importante reforçar que o momento de iniciar a terapia hormonal importa muito – quando começada dentro daquela "janela de oportunidade", que vai da perimenopausa até dez anos da menopausa, os benefícios são máximos e os riscos, mínimos. Isso porque, cada vez mais as pesquisas mostram que o impacto da falta prolongada desses hormônios no corpo feminino leva a diversos problemas que não podem ser revertidos depois.

Também é fundamental um acompanhamento adequado e tratamento individualizado – inclusive isso está expressamente recomendado em todos os consensos mundiais de tratamento da menopausa porque cada mulher reage de uma forma muito única: a presença e a intensidade dos sintomas pode variar, assim como a resposta ao tratamento. Algumas mulheres irão melhorar muito com doses mínimas da reposição hormonal, outras precisarão de doses maiores. Para algumas, a melhora após o início da terapia hormonal pode ser rápida; para outras, pode demorar meses. A eficácia da via de administração dos hormônios também pode ser diferente: por exemplo, a via transdérmica, a mais recomendada para o estrogênio e a testosterona, pode ser perfeita para umas e não funcionar tão bem para outras. No entanto, a triste realidade é que a maioria das mulheres no mundo hoje não têm a chance de ter uma avaliação e prescrição adequadas. Acredito firmemente que cada mulher merece uma conversa cuidadosa com um profissional de saúde qualificado para guiá-la por todas as soluções, baseadas nas melhores evidências científicas. E, acima de tudo, respeitando sua individualidade, condições e preferências. A discussão sobre cuidados na menopausa não deve ser sufocada por crenças desatualizadas ou falta de informação.

O CÉREBRO NA MENOPAUSA

A menopausa impacta profundamente o cérebro. Segundo a neurocientista Lisa Mosconi, autora do livro *O cérebro e a menopausa* e principal referência mundial nesse tema, a diminuição e a falta de hormônios afetam significativamente a estrutura cerebral da mulher, pois os hormônios atuam como uma forma de comunicação entre o cérebro e os ovários. "Ovários e cérebro conversam todos os dias, e isso ocorre por meio dos hormônios", explica Mosconi, que também descreve o estrogênio como uma espécie de combustível para o cérebro feminino. A menopausa influencia de diversas formas o cérebro, segundo a pesquisadora: na plasticidade, na conectividade, no fluxo sanguíneo, na energia e até no tamanho do órgão. Ao longo do climatério, uma mulher pode perder até 30% da energia cerebral, o que contribui para muitos dos sintomas descritos ao longo do processo, frequentemente deslegitimados por pessoas ao redor, inclusive médicos que, via de regra, desconhecem esse fato. Nem todas as mulheres apresentam essas mudanças, mas elas são bastante comuns. Observe, na imagem a seguir, as mudanças que ocorrem no cérebro.

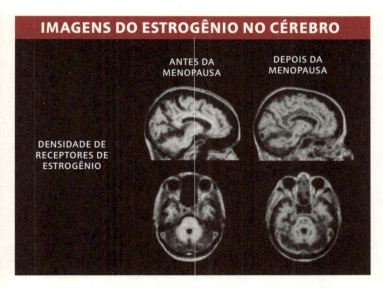

Lisa tem se tornado uma voz importante nesse debate. No final de 2024, a pesquisadora foi convidada pelo presidente dos Estados Unidos, Joe Biden, para falar na Casa Branca na primeira Conferência Presidencial sobre Pesquisa em Saúde da Mulher, uma iniciativa dedicada a ampliar os horizontes da pesquisa nessa área. Lisa fez uma reflexão muito interessante em sua página no Instagram, que eu acredito ser um convite à todos nós, enquanto sociedade e enquanto classe médica, pensarmos:

> Historicamente, o foco na saúde da mulher muitas vezes se limitou à reprodução e fertilidade, banalmente reduzidas a "seios e vaginas". Contudo, a realidade é muito mais complexa. O corpo da mulher, sua biologia e suas necessidades de saúde vão muito além dessas visões estreitas. Eu diria

que existe um órgão em particular que tem sido excluído da conversa: nosso cérebro.

Os cérebros femininos têm sido marginalizados na pesquisa médica, perpetuando preconceitos e estereótipos sobre supostas limitações imaginárias, ao mesmo tempo em que se ignora o impacto real e significativo da fisiologia feminina e das mudanças hormonais ao longo da vida da mulher em sua saúde mental e bem-estar cognitivo.

Isso também gerou uma lacuna crítica na compreensão e no enfrentamento de condições que afetam desproporcionalmente as mulheres, como a doença de Alzheimer, a depressão e a ansiedade, todas com um componente neurológico marcante.

Em suma: a saúde do cérebro é a saúde da mulher. Mulheres não são homens. Uma mulher na menopausa não é a mesma que uma mulher que ainda não passou por essa fase.

Como temos visto ao longo do livro, a menopausa afeta a cognição, o humor, a linguagem, a concentração, a memória, torna o raciocínio mais lento, impacta o centro de regulação da temperatura do corpo que ocorre no hipotálamo, o que causa os fogachos, sudorese e os calafrios. Além disso, sabe-se que a diminuição e a falta do estrogênio aceleram o processo de envelhecimento cerebral, aumentando o risco de Alzheimer. As mulheres têm o dobro de chances de desenvolver Alzheimer em comparação aos homens devido à grande mudança hormonal que ocorre no cérebro durante a transição menopausal.

Um estudo relevante, com mais de 270 mil mulheres, avaliou o impacto do estrogênio no risco de demência, mostrando que mulheres que tiveram mais anos de exposição ao estrogênio ao longo da vida tiveram uma redução significativa – 28% – no risco de demências.

Em um artigo publicado em um periódico de psiquiatria da Universidade de Cambridge, as pesquisadoras Sophie Behrman e Clair Crockett fazem essa análise de maneira enfática:

> Os sintomas psicológicos que podem ser atribuídos à menopausa típica incluem ansiedade, humor deprimido, paranoia, anedonia, irritabilidade, dissociação, insônia e sentimentos de baixa autoestima. Esses sintomas surgem devido ao impacto das mudanças hormonais no cérebro. Os sintomas psicológicos associados à menopausa podem ser suficientemente graves para se qualificarem como um transtorno mental ou podem agravar transtornos mentais preexistentes. [...] O estradiol, a progesterona e a testosterona são hormônios importantes para a função cerebral, sendo o estradiol particularmente notável. O estradiol tem um papel na modulação da serotonina, e acredita-se que as vias serotoninérgicas estejam envolvidas na base neurobiológica da depressão.

DEPRESSÃO NA MENOPAUSA

Esse é um tema importante na vida das mulheres, já que elas têm uma probabilidade significativamente maior de desenvolver depressão em comparação aos homens. As flutuações nos níveis do hormônio estrogênio ovariano estão intimamente ligadas ao bem-estar das mulheres e sabe-se hoje que por conta da sobreposição ou similaridade de alguns sintomas, muitas mulheres são diagnosticadas com depressão quando, na verdade, por falta de prática e conhecimento médico, elas deveriam ser diagnosticadas com síndrome do climatério ou perimenopausa.

Muitos estudos correlacionam o declínio da prescrição da reposição hormonal depois do catastrófico estudo de 2002 com o crescimento considerável da prescrição de antidepressivos e remédios para dormir nas últimas décadas. Porém, há sintomas que são diferentes e que podem ser analisados pelo médico para identificar quais são os sintomas da menopausa e os sintomas da depressão.

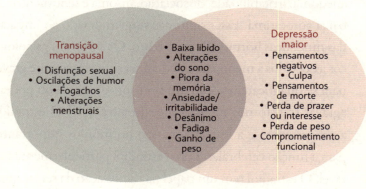

SOBREPOSIÇÃO DE SINTOMAS DA TRANSIÇÃO MENOPAUSAL E DO TRANSTORNO DEPRESSIVO MAIOR

Transição menopausal
- Disfunção sexual
- Oscilações de humor
- Fogachos
- Alterações menstruais

- Baixa libido
- Alterações do sono
- Piora da memória
- Ansiedade/irritabilidade
- Desânimo
- Fadiga
- Ganho de peso

Depressão maior
- Pensamentos negativos
- Culpa
- Pensamentos de morte
- Perda de prazer ou interesse
- Perda de peso
- Comprometimento funcional

Com tudo isso em jogo, fica evidente a importância dos médicos se atualizarem nos consensos e pesquisas sobre a menopausa para se capacitarem para atender as mulheres que estão nesta fase da vida. Os sintomas da menopausa podem ser facilmente confundidos com outros transtornos ou com estresse, o que torna o diagnóstico preciso ainda mais importante, e a falta de diagnóstico, qualquer que seja, reduz a qualidade de vida e aumenta o risco de desenvolvimento de transtornos mentais.

CAPÍTULO 6

TUDO O QUE VOCÊ PRECISA SABER SOBRE A TERAPIA DE REPOSIÇÃO HORMONAL

Os amplos benefícios da terapia hormonal para as mulheres são atualmente inquestionáveis e respaldados por uma robusta literatura médica. A reposição hormonal "bioidêntica", o tipo de terapia mais moderna feita com os hormônios naturais do organismo, é considerada hoje o tratamento mais adequado para a menopausa. Mesmo a terapia hormonal "antiga", com hormônios sintéticos, tem benefícios muito maiores do que os possíveis riscos. Também não restam dúvidas de que o ideal é iniciar a terapia o mais cedo possível. Não é necessário nem recomendável esperar até a menopausa espontânea – parada total das menstruações, que costuma ocorrer perto dos 50 anos – para começar o tratamento. Pelo contrário, o ideal é que o tratamento inicie já no começo da perimenopausa, proporcionando maior qualidade de vida nesse período desafiador e repleto de sintomas.

Como o diagnóstico dessa fase é desafiador, por ser essencialmente baseado em sinais e sintomas, e não em exames laboratoriais, é fundamental contar com um médico atualizado no assunto para garantir o melhor acompanhamento possível. E como já vimos, os médicos atualizados nesse tema ainda são bem poucos, no Brasil e no mundo todo. Idealmente, o tratamento de qualquer doença ou condição de saúde deve ser individualizado, guiado pelas melhores evidências científicas disponíveis, mas sempre contemplando as particularidades e expectativas de cada pessoa. No caso da menopausa, em especial, essa questão da individualização e personalização do tratamento é particularmente importante e sempre enfatizada nas diretrizes mundiais de terapia hormonal, pois existe um espectro amplo de sintomas, riscos e benefícios a serem considerados, além de variadas opções de tratamentos, doses e vias dos hormônios disponíveis. Ou seja, já existe muita informação científica para guiar as escolhas, mas definitivamente não há receita de bolo, protocolo ou fluxograma simples a ser seguido pelos médicos – a individualização e personalização é a regra.

Um aspecto muito importante é a dificuldade de diagnóstico correto no período de início da transição menopausal, aquela fase em que os hormônios e sintomas costumam oscilar muito, confundem-se com outras causas e os exames laboratoriais ainda são, via de regra, normais. Para mulheres que já começam a sentir os clássicos calores, suores ou falhas menstruais pode ser mais fácil, mas naquelas que apresentam a sintomatologia menos específica, é necessário o olhar atento e cuidadoso do médico para fazer o diagnóstico correto. E para isso, é necessário que o médico conheça e esteja familiarizado com a diversidade de sintomas da perimenopausa e pergunte ativamente sobre eles, pois a grande maioria das mulheres não os mencionará espontaneamente. Você é privilegiada por ter acesso às informações deste livro, mas a maioria das mulheres no mundo ainda desconhece por completo essas questões. Mais para frente, falaremos mais sobre como você pode se preparar para otimizar e extrair o máximo da consulta com seu médico.

Uma vez realizado o diagnóstico correto, após uma detalhada história clínica (chamada de anamnese), devemos avaliar alguns exames complementares antes de iniciar a terapia hormonal. Os exames estritamente necessários para dar início ao tratamento, pelos *guidelines* oficiais, são bem poucos: basicamente uma mamografia recente, com menos de um ano, e alguns exames de sangue tradicionais, como perfil de colesterol e glicose. Na prática, convém complementar também com os outros exames ginecológicos básicos como a ultrassonografia transvaginal, papanicolau, ultrassonografia das mamas e alguns outros exames de sangue. Em mulheres com outras condições de saúde, podem ser recomendados exames específicos, direcionados conforme as particularidades de cada caso.

Depois da anamnese detalhada, exame físico realizado e exames complementares verificados, podemos então conversar com a mulher sobre as opções disponíveis para iniciar a terapia hormonal, com a descrição dos hormônios indicados e as opções de administração de cada um, que pode ser em comprimidos, gel transdérmico, adesivo, vaginal, sublingual etc. Esse é um momento que exige habilidade e experiência do médico para encontrar o tratamento mais adequado para cada mulher, ajustando-o cuidadosamente conforme a resposta e adaptação individuais, o que pode levar alguns meses para algumas pacientes enquanto, para outras, podemos já acertar de primeira.

Com relação às doses: existe uma faixa terapêutica média que serve para a grande maioria dos casos, mas também é sempre necessário ajustar individualmente. Em mulheres muito sintomáticas, por exemplo, podemos já começar com doses maiores. Mas a recomendação geral é começar de modo mais conservador, com doses menores e aumentando gradualmente conforme a necessidade individual, com o objetivo de obter melhora dos sintomas sem efeitos indesejados. Para a maioria das mulheres é preciso um período de algumas semanas a poucos meses para observar uma melhora mais significativa dos sintomas, e é importante esclarecer isso para adequar a expectativa da paciente. Algumas diretrizes recomendam uma primeira reavaliação em três a seis meses, mas na prática eu considero muito tempo. Costumo marcar um primeiro retorno com trinta a quarenta dias do tratamento, para fazer uma reavaliação do quadro, ver a adaptação à via escolhida, adesão ao tratamento e eventual ajuste das doses.

Depois dessa primeira reavaliação, uma próxima consulta em torno de quatro a seis meses costuma ser adequada na maioria dos casos, e a partir daí o acompanhamento já pode ser bem espaçado, com consultas semestrais a anuais. Para mulheres em terapia hormonal, não há necessidade de fazer exames mais frequentes do que a rotina anual, exceto em situações específicas.

A seguir, explicarei de maneira mais detalhada como funciona a terapia hormonal da menopausa e os hormônios utilizados. Quero compartilhar com você informações, nuances e dúvidas frequentes que eu escuto no meu consultório.

AJUSTE DE DOSES E DOSAGENS HORMONAIS

A reavaliação de dosagem não é baseada em nenhum exame laboratorial de dosagens hormonais, pois diferente do imaginário da maioria das pessoas, o nível dosado dos hormônios não é algo estático no sangue. Os níveis hormonais têm uma variação natural conforme o horário do dia, a fase do ciclo menstrual – no caso de mulheres na perimenopausa, que ainda ciclam irregularmente – e também conforme o horário de tomada dos hormônios. Por exemplo, uma mulher em uso de um gel de estradiol e testosterona transdérmicos, se fizer a dosagem desses hormônios no sangue pouco depois de aplicá-los, terá resultados bem altos, acima do valor de referência. Se dosar no dia seguinte antes da próxima aplicação, geralmente já terá níveis bem

> baixos, às vezes perto de zero. É importante esclarecer que não existe nenhuma recomendação de dosagem para ajuste das doses da terapia hormonal, e nem valores de referência esperados, já que os resultados podem ser bem diferentes conforme o horário da coleta em relação ao horário de uso dos hormônios. Portanto, o parâmetro para ajuste de doses é totalmente clínico: melhora dos sintomas *versus* efeitos colaterais.

BASE DO TRATAMENTO

A terapia de reposição hormonal da menopausa consiste essencialmente na reposição dos três principais hormônios sexuais que passam a faltar no organismo feminino conforme o ovário envelhece: estrogênio, progesterona e testosterona. Sendo que o principal e mais importante hormônio da terapia de reposição hormonal é o estradiol, que é a forma mais ativa e potente dos estrogênios. Como discutimos no capítulo anterior, o estrogênio é um hormônio essencial para a saúde e o bem-estar feminino, com múltiplas funções em diferentes sistemas do corpo, e o principal responsável pela melhora da maioria dos sintomas da menopausa.

Porém, a reposição do estrogênio em mulheres na menopausa tem um efeito negativo principal, que é o de estimular o endométrio, a camada mais interna do útero. A progesterona é o outro hormônio feminino importante, que tem a função de equilibrar esse efeito do estrogênio no endométrio durante um ciclo menstrual natural. Esse balanço entre estrogênio e progesterona, natural do ciclo reprodutivo feminino, deve ser mantido na reposição hormonal da menopausa, pois o estrogênio sozinho pode causar uma proliferação progressiva e descontrolada do endométrio que pode aumentar o risco de hiperplasia, uma alteração pré-maligna, ou até o câncer do endométrio. Essa é então a função primordial da progesterona na terapia hormonal da menopausa: a chamada "proteção endometrial".

A progesterona é reconhecida como necessária somente para as mulheres que têm útero, e teoricamente não seria uma preocupação para as mulheres que por algum motivo já foram submetidas à cirurgia de histerectomia. Porém, diversas pesquisas mais recentes têm mostrado que a progesterona também tem receptores em vários tecidos e órgãos do corpo, especialmente no cérebro, e pode ter um papel importante "extra-uterino" para muitas mulheres na menopausa. A progesterona natural é um hormônio que tem particularmente um efeito tranquilizador, sendo muito benéfico para a regulação do humor, do sono, da memória e da cognição – inclusive, é considerada uma espécie de ansiolítico ou antidepressivo natural. Por isso, existe uma tendência crescente de utilizar a progesterona natural mesmo em mulheres sem útero ou que usam outra forma de proteção endometrial, como o DIU hormonal.

Entretanto, cerca de 10% a 15% das mulheres podem ter uma intolerância à progesterona natural, chamada de reação paradoxal, na qual ocorre um efeito oposto ao esperado: ao invés de relaxar, melhorar a ansiedade e a qualidade do sono, nessas mulheres a progesterona natural pode causar uma espécie de TPM: irritabilidade, inchaço, dor e sensibilidade mamária, dor de cabeça. Ainda há poucos estudos sobre o motivo de algumas mulheres terem esse tipo de reação, mas pelo que observamos na prática e novos estudos têm demonstrado é que esse efeito é dose-dependente e segue um padrão de curva em "U invertido": ocorre em níveis intermediários da progesterona, mas não em níveis muito baixos ou muito altos. Enfim, nas mulheres que apresentam essa intolerância à progesterona natural, cabe ao médico tentar ajustar as doses da progesterona ou considerar outra forma de proteção endometrial nas mulheres com útero.

Uma opção também muito usada para proteção endometrial é o DIU hormonal. Apesar de muitas mulheres estranharem o uso na menopausa por associarem esse método somente à contracepção, o DIU hormonal também é uma excelente opção para o tratamento de diversas patologias ou condições ginecológicas, entre elas a proteção endometrial na menopausa. O DIU hormonal tem uma pequena quantidade de progestina sintética, presente também em pílulas anticoncepcionais, que é liberada localmente no útero, com muito pouca absorção pelo organismo: os níveis circulantes no sangue são muito menores do que com o uso de um anticoncepcional oral. É considerado por mim e por muitos ginecologistas o método ideal para a mulher na perimenopausa – aquele "limbo" em que a mulher ainda cicla e tem um pequeno risco de gravidez, mas já precisa iniciar a terapia hormonal por sintomas climatéricos e passa a precisar de proteção endometrial. O DIU hormonal tem essa dupla função aprovada em bula e um perfil de adaptação e segurança muito melhor do que as pílulas anticoncepcionais, que seriam a outra alternativa equivalente.

Por fim, a testosterona também é parte importante do trio de reposição. A indicação mundialmente aceita e reconhecida é para tratar a falta de desejo sexual da mulher na menopausa, desde que tenham sido descartadas outras possíveis causas. A sexualidade feminina é um tema bastante complexo e multifatorial, e é importante destacar que a testosterona não é um elixir milagroso do erotismo, como algumas mulheres imaginam – não conserta relacionamentos ruins nem resolve problemas da vida que muitas vezes esgotam toda a energia física e psíquica das mulheres, necessária para a sexualidade satisfatória. Além disso, muitas mulheres melhoram das queixas relacionadas ao desejo sexual e eventual desconforto físico vaginal decorrente da síndrome geniturinária da menopausa apenas com a reposição de estrogênio. Porém, é fato que para a maioria das mulheres a reposição adequada de testosterona costuma ser a cereja do bolo da terapia hormonal.

Isso porque, apesar de não existir ainda uma recomendação oficial do uso da testosterona para essa finalidade, todo médico experiente no tratamento de mulheres na menopausa sabe que a testosterona vai muito além da sexualidade: também é o hormônio mais associado à disposição, à sensação de energia, bem-estar e vigor físico. Além disso, é um hormônio também muito importante para evitar a sarcopenia, a temida perda de massa muscular, e para ajudar na prevenção da osteoporose e fraturas, e por isso a tendência atual é de utilizar também a testosterona para a maioria das mulheres na menopausa.

Por outro lado, é importante cuidar das doses da reposição e utilizar níveis equivalentes ao que a mulher tem nos anos reprodutivos, pois o excesso da testosterona tem vários efeitos colaterais, chamados de androgênicos: aumento dos pelos no corpo, queda de cabelo, acne, aumento da oleosidade da pele, a voz pode engrossar, hipertrofia do clitóris, além de possivelmente aumentar o risco cardiovascular.

PERIMENOPAUSA E POSSIBILIDADE DE GRAVIDEZ

Na fase da transição menopausal, enquanto ainda ocorrem ovulações e ciclos menstruais irregulares, as mulheres têm risco de engravidar. Esse é um fenômeno raro, e é muito importante que as mulheres que desejam adiar a gravidez tenham consciência de que a fertilidade feminina reduz muito com a idade, já a partir dos 30 anos e de modo muito expressivo depois dos 40. Para as mulheres que não querem ficar grávidas, o uso de algum método contraceptivo é aconselhável até um ano após a menstruação final – o que na prática pode não ser muito simples de determinar, principalmente em mulheres que utilizam pílulas anticoncepcionais ou DIU hormonal.

MULHERES QUE USAM CONTRACEPTIVO

Uma dúvida comum no consultório é sobre o uso de contraceptivos durante a transição menopausal. Muitas mulheres questionam como vão saber se já entraram ou não na menopausa, e quando podem parar a pílula com segurança. As pílulas anticoncepcionais geralmente são uma combinação de estrogênio e progesterona sintéticos, e podem, em teoria, servir como uma forma de reposição hormonal – algo que, inclusive, está descrito nos consensos médicos como uma opção de tratamento. No entanto, na prática, essa opção tende a ser ruim para a maioria das mulheres: não alivia de forma eficiente os sintomas da menopausa; geralmente afeta a libido, aumentando o impacto da queda hormonal; e, na maioria das vezes, o tratamento é feito por via oral, o que eleva, mesmo que minimamente, o risco de tromboses. De modo geral, as pílulas são baratas e amplamente disponíveis, e podem ser uma opção para mulheres sem acesso a uma terapia hormonal mais moderna, com hormônios "bioidênticos", como já falamos.

Para mulheres que chegam à transição menopausal em uso de contraceptivos hormonais, mais uma vez a regra é a individualização. Existem diferentes tipos de métodos contraceptivos e diretrizes específicas para nortear as decisões, que não vale aprofundar aqui. De modo geral é recomendável que algum método contraceptivo seguro seja mantido até pelo menos os 50 anos, ou por maior segurança, até os 55. E como mencionei há pouco, o DIU hormonal é uma opção excelente para esse período, pela dupla ação tanto contraceptiva como de proteção endometrial para a terapia hormonal.

TERAPIA CÍCLICA E CONTÍNUA

Existem, basicamente, duas formas de usar a terapia hormonal: de maneira cíclica ou contínua. O que muda entre os dois esquemas é a forma de tomar a progesterona e a maior ou menor probabilidade de ter sangramentos mensais.

Na terapia cíclica, o tratamento simula um ciclo menstrual natural, pois a paciente utiliza progesterona apenas por um período de dez a catorze dias do mês, correspondendo à segunda metade de um ciclo menstrual natural, quando a progesterona é produzida em níveis maiores após a ovulação. Quando os níveis de progesterona caem, isso desencadeia o sangramento menstrual. Essa forma de terapia é eficaz para a função primordial de proteção do endométrio e pode ser uma opção principalmente para mulheres na transição menopausal que ainda ciclam, podendo inclusive ajudar a regular as menstruações. Mas a adesão ao tratamento costuma ser menor pois gera mais confusão e esquecimentos entre os períodos de tomar ou não tomar a progesterona, além de que a maioria das mulheres prefere um esquema que já as deixe sem menstruar mensalmente.

Por isso hoje a terapia mais usada e preferida pela maioria das mulheres é contínua, com uso diário da progesterona, sem pausas. Nesse caso, não há simulação de menstruação, como ocorre no esquema cíclico. Para mulheres que já estão na pós-menopausa, a maioria não apresenta nenhum sangramento com o regime contínuo. Mas para aquelas na perimenopausa, que ainda apresentam alguns ciclos irregulares, as menstruações ainda podem vir de maneira imprevisível, o que pode ser um pouco incômodo, mas algo que também ocorreria se não estivessem em uso da terapia hormonal.

HORMÔNIOS DISPONÍVEIS

Infelizmente, as opções convencionais oferecidas pela indústria farmacêutica para reposição hormonal ainda são extremamente limitadas. Há poucas alternativas de estrogênio e progesterona no mercado e, muitas vezes, essas opções ficam em falta. No caso da testosterona, não existe sequer uma única opção aprovada em doses específicas para mulheres, apenas para homens, com dosagens muitas vezes maiores que os níveis indicados para mulheres. Esse fator torna o tratamento desafiador, pois, às vezes, uma paciente está usando um determinado hormônio, por exemplo em gel ou adesivo, e o produto é retirado do mercado ou fica indisponível por meses. Acabamos dependendo muito dos hormônios produzidos em farmácias de manipulação, o que também permite uma customização muito maior de dosagens e vias de administração.

A indústria alega que o desenvolvimento de um novo produto exige altíssimos investimentos e, devido à legislação de patentes, hormônios "bioidênticos" não podem ser patenteados, o que desestimula o investimento. Ainda assim, há um movimento gradual na indústria farmacêutica que começa a perceber o potencial desse mercado, e novos produtos estão surgindo. Em 2021, por exemplo, foi lançada na Austrália a primeira testosterona com dosagem específica para mulheres, chamada Androfeme-1. Este é um marco global em termos de equidade de gênero, sendo a agência Australian Register of Therapeutic Goods a primeira instituição regulatória no mundo a aprovar um tratamento hormonal para disfunção sexual em mulheres pós-menopáusicas.

Um ponto sensível em relação às farmácias de manipulação é o controle de qualidade, já que a regulamentação do setor é mais limitada se comparada à indústria farmacêutica tradicional. Por isso, todos os consensos e diretrizes médicas mundiais não recomendam oficialmente nenhum produto feito em farmácias magistrais, alegando falta de segurança, possíveis dúvidas quanto à procedência dos produtos e ausência de bula. Na verdade, sabemos que por trás disso também está o grande lobby da *big pharma* e sua enorme influência sobre as sociedades médicas em geral, todas fortemente patrocinadas por ela. O fato é que com as escassas opções de estrogênio e progesterona convencionais disponíveis, e ausência de uma testosterona em dose adequada para mulheres, na prática dependemos muito das farmácias magistrais. Nesse setor, há também bastante variação de qualidade: desde farmácias "de bairro" que ainda produzem medicamentos de modo bastante artesanal, até empresas enormes com estrutura e controle de qualidade equiparáveis às da indústria farmacêutica.

Para os estrogênios, atualmente existem disponíveis no mercado marcas de comprimidos (que são mais baratos, mas menos recomendados devido ao pequeno aumento no risco de trombose), adesivos, gel transdérmico na forma de frasco dosador ou sachê, e creme ou comprimidos vaginais. Já as progesteronas, sejam naturais ou sintéticas, existem somente na forma de comprimidos ou cápsulas, para uso oral ou vaginal. A testosterona não tem opção comercial disponível para mulheres e portanto depende de manipulação.

As opções produzidas em farmácias magistrais, por sua vez, são muito mais diversificadas, pois além de disponibilizarem outras opções de vias de administração dos hormônios, também permitem uma customização de doses bem maior. Uma opção que prescrevo muito são os filmes orodispersíveis (orofilme ou *strip oral*), que se dissolvem rapidamente na boca e são absorvidos pela mucosa da boca, levando os hormônios direto para o sangue. Apesar da confusão do nome e de serem colocados na boca, essa é uma opção de "via não oral" (pois a chamada "via oral" é quando há ingestão do medicamento, com absorção no intestino e passagem pelo fígado). E como já aprendemos, as vias não orais são as mais seguras para a reposição do estrogênio e da testosterona. Há também opções de gel transdérmico concentrado, com uma quantidade bem menor de produto para ser absorvido pela pele, tornando a aplicação bem mais cômoda. Recentemente uma farmácia magistral lançou um anel vaginal com hormônios, semelhante ao anel contraceptivo que existe no Brasil. Enfim, uma gama bem maior de opções, mas com a ressalva do menor rigor regulatório, o que exige mais cuidado com a avaliação da qualidade e confiabilidade da empresa.

IMPLANTES

Os implantes podem ser um excelente tratamento, desde que bem utilizados. No entanto, há muita controvérsia e desinformação em torno desse assunto, e também ocorreu um uso abusivo crescente nos últimos anos. Como eu utilizo essa opção terapêutica no meu consultório desde 2017 e me dedico ao estudo do tema, estou envolvido em projetos de pesquisa nessa área e participei ativamente da defesa do uso terapêutico dos implantes hormonais quando ocorreu a suspensão pela Anvisa de outubro a novembro de 2024, decidi escrever um capítulo específico sobre os implantes. No próximo capítulo você poderá entender melhor o debate e tirar suas próprias conclusões.

É POSSÍVEL TRATAR FORA DA JANELA DE OPORTUNIDADE?

A janela de oportunidade é um conceito muito importante que surgiu após a publicação do WHI em 2002 e os estudos posteriores, e consiste no período que vai da transição menopausal até dez anos da menopausa. É o período no qual a terapia hormonal deve ser idealmente iniciada para obter os máximos benefícios e menores riscos. No entanto, não é uma regra absoluta que mulheres que já estão fora da janela de oportunidade não podem iniciar a terapia hormonal. Cada caso deve ser avaliado na sua individualidade, já que os benefícios da terapia hormonal são muitos e os potenciais riscos muito pequenos. Em mulheres fora da janela de oportunidade, faz-se necessária uma avaliação mais aprofundada com exames, para ter mais segurança na prescrição.

Um exemplo de paciente minha nessa condição: ela tem 66 anos e entrou na menopausa aos 51. Na época teve muitos calores, insônia, fadiga, e mais alguns dos principais sintomas. Chegou a iniciar uma reposição hormonal correta na época, com melhora significativa dos sintomas, mas depois teve um quadro grave de miocardite viral e foi orientada pelo médico da época a "parar tudo", uma recomendação inadequada, já que o quadro de infecção cardíaca não tem nenhuma relação com a terapia hormonal. Quando a atendi, com mais de dez anos sem terapia hormonal, ela já não tinha mais fogachos ou insônia, mas uma queixa muito intensa de atrofia vaginal que há dois anos já a impedia de ter relações, o que a deixava muito frustrada e me dizia que "ainda era nova para isso". Também já apresentava uma osteoporose do fêmur, e muita preocupação com esse fato pois tinha uma tia que depois de uma fratura teve uma sequência de complicações que a levaram à morte. Depois de uma longa conversa e solicitação de exames um pouco mais detalhados para avaliação do risco cardiovascular, iniciamos a terapia hormonal, pois os benefícios para a qualidade de vida dela e prevenção de fraturas eram inquestionavelmente maiores do que o mínimo risco de reiniciar a terapia hormonal fora da janela de oportunidade.

Menopausa precoce

> Por volta dos 36 comecei a notar algumas mudanças físicas e comportamentais. A primeira alteração foi no ciclo menstrual, que sempre foi regular, mas começou a variar: em alguns meses vinha duas vezes, em outros, não vinha. Demorei a entender, pois era mais nova e, naquela época, quase ninguém falava sobre o assunto. Acho que tive todos os sintomas descritos na literatura: ondas de calor, taquicardia, insônia, muita tristeza e vontade de chorar, perda de memória, dias de extrema irritação e falta de libido. Passava as madrugadas em claro, acordando com calores intensos, cabeça e rosto molhados de suor, sem conseguir voltar a dormir. Era muito ruim acordar com taquicardia,

sensação de angústia que parecia obstruir a garganta. Vivi assim entre 2016 e 2021.

Meu médico na época me disse que eu estava entrando no climatério, e lembro que foi um baque. Ele me receitou um remédio de reposição hormonal via oral, mas me senti muito mal e os sintomas não melhoraram. Foi um processo muito solitário, pois falar sobre menopausa era um tabu imenso; eu não comentava com ninguém. Viver isso sozinha foi muito difícil. Passei por vários médicos até que, no desespero, comecei a procurar um especialista em menopausa e encontrei o dr. Igor.

Quando cheguei ao consultório, tinha muitas queixas: a pele e o cabelo estavam sem vida, eu não tinha vitalidade, sono, libido e minha memória estava péssima. Foram cinco anos nesse processo. Quando iniciamos a reposição, ele me falou de todas as possibilidades e eu optei pelo implante. Foi maravilhoso. Lembro que fiz o implante num dia e, no dia seguinte, dormi a noite toda, sem calor ou palpitação. Foi como mágica, mas é ciência. Voltei a me sentir viva, meu desejo e minha vontade de viver retornaram, voltei a dançar e consegui emagrecer os quinze quilos que havia ganhado nesse período e não conseguia perder de jeito nenhum. Foi uma verdadeira salvação para mim, recuperou minha vida.

Clara, 44 anos

A menopausa antes dos 40 anos, chamada de prematura, ou antes dos 45, a precoce, é uma condição mais grave do que a menopausa típica, que ocorre por volta dos 50 anos, pois leva a mulher a viver mais tempo sem os hormônios. Todos os consensos atuais de tratamento apontam a menopausa prematura ou precoce como comprovadamente associada a maiores riscos, problemas de saúde futuros e aumento da mortalidade por todas as causas, principalmente pelo aumento do risco de doenças cardiovasculares que advém da falta prolongada do estrogênio.

A reposição hormonal é ainda mais necessária nesses casos, sendo recomendada pelas diretrizes oficiais até pelo menos a idade em que a mulher entraria naturalmente na menopausa para mitigar esses riscos adicionais da falta prolongada dos hormônios. Na prática, as mulheres com menopausa prematura começam o tratamento mais cedo e continuam usando indefinidamente, ao longo de décadas, por todos os motivos e benefícios reconhecidos que já falamos. Infelizmente a demora no diagnóstico e tratamento corretos ainda é a regra no Brasil e no mundo, e a maioria das mulheres que começam precocemente o processo de transição para a menopausa leva vários anos para iniciar o tratamento correto, exatamente como descrito acima.

Câncer de mama

O câncer de mama é de longe o mais comum e já ocorre naturalmente em números elevados na população feminina, correspondendo a quase ⅓ de todos os tumores malignos em mulheres. Devido à má interpretação e divulgação pela mídia do estudo WHI em 2002, a reposição hormonal foi estigmatizada como um tratamento que aumenta o risco de câncer de mama. No entanto, hoje não restam dúvidas de que essa afirmação não é verdadeira, e há algumas nuances desses dados que preciso explicar.

O que diversas análises posteriores mostraram é que são as progesteronas sintéticas (ou progestinas), utilizadas nos grandes estudos feitos com a terapia hormonal antiga, que podem causar um discreto aumento do risco de câncer de mama. Entretanto, em mulheres que fazem uso somente do estrogênio isoladamente, por não terem útero e não precisarem da proteção endometrial, o risco do câncer de mama é reduzido, mostrando um efeito protetor do estrogênio para as mamas! Essa informação já foi comprovada com o mais alto grau de evidência científica em diversos estudos, mas ainda causa estranhamento para muitas pacientes e médicos não atualizados nesse tema, que ainda têm em mente a ideia errônea amplamente divulgada pela mídia global em 2002.

Pelo contrário, ao iniciar o tratamento com hormônios mais modernos e na janela de oportunidade, a reposição hormonal tende a ser protetora, reduzindo a ocorrência do câncer de mama. Sabemos que o estrogênio, isoladamente, diminui o risco de câncer de mama em 23% e o risco de morte por essa doença em 40%. Mas como a maioria das mulheres precisa também usar uma progesterona junto com o estrogênio, a preferência atual é pelo uso da progesterona "bioidêntica" (progesterona natural micronizada) ou da didrogesterona, uma versão sintética, mas com estrutura molecular muito semelhante à progesterona natural, pois todos os estudos modernos indicam que esses hormônios têm um perfil de segurança melhor, não aumentando o risco de câncer de mama.

Além disso, vale destacar que alguns hábitos, como o consumo de álcool e o tabagismo, aumentam mais o risco de câncer de mama do que a reposição hormonal combinada antiga contendo progestinas sintéticas. E a informação mais importante sobre isso, que a grande maioria das pessoas ainda desconhece: o maior fator de risco para uma mulher ter câncer de mama atualmente não é fumar, beber diariamente nem usar hormônios sintéticos; é a obesidade!

Essa ilustração demonstra de maneira muito interessante a diferença na incidência de câncer de mama a cada mil mulheres entre 50 e 59 anos na Inglaterra:

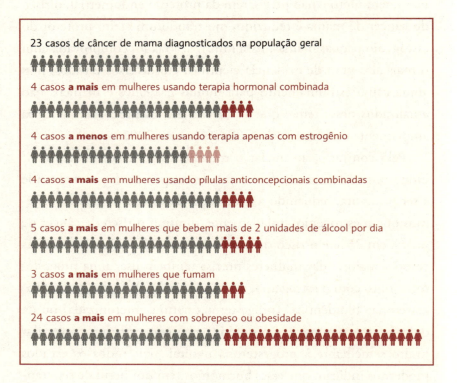

Hipermedicalização

Alguns médicos e pesquisadores têm feito críticas sobre o que eles consideram uma crescente medicalização da menopausa, refletindo uma preocupação com a forma como essa fase da vida feminina é tratada na sociedade contemporânea. Eles argumentam que a menopausa não deve ser vista como uma condição puramente médica que requer tratamento, mas sim como uma etapa natural do envelhecimento feminino. Essa perspectiva sugere que a abordagem atual, que frequentemente enfatiza os aspectos negativos e sintomáticos da menopausa, pode levar a um "excesso de intervenções médicas desnecessárias", causando o que algumas pessoas criticam como a medicalização excessiva.

O mais recente exemplo disso foi a publicação, no Dia Internacional da Mulher em 2024, de uma série de quatro artigos pelo prestigiado periódico médico *The Lancet* intitulada "Hora de uma conversa equilibrada sobre a menopausa". A autora dessa série, que não é médica, mas epidemiologista, apontava o excesso de atenção pela mídia e de interesses comerciais em torno da "medicalização" da menopausa, e defendia a menopausa como "parte natural do envelhecimento biológico". Dois anos antes, o *British Medical Journal*, outro periódico inglês de linha bastante conservadora, havia publicado um outro artigo de opinião com o título "Normalizando a menopausa", no qual as autoras alegavam que "a medicalização pode aumentar a ansiedade e a apreensão das mulheres em relação a esta fase natural da vida" e que "a maioria das mulheres prefere não tomar medicações a não ser que seus sintomas sejam severos".

Tais publicações geraram um grande furor entre a comunidade mundial de especialistas em menopausa e as principais vozes que têm trazido luz a esse tema nos últimos anos, que consideraram – opinião da qual eu compartilho – um grande retrocesso em todos os avanços recentes para as mulheres que enfrentam essa fase, e uma visão ultraconservadora e "naturalista" com a qual a grande maioria das mulheres no mundo não se identifica.

Eu acredito que a menopausa tem sido medicalizada devido à percepção de que os sintomas associados causam um impacto profundo na qualidade de vida das mulheres em um momento da vida em que elas estão com muitas demandas, assim como sonhos e desejos a serem realizados. Portanto, o espectro da menopausa traz sintomas intensos e diversos que são indesejáveis e podem ser tratados, se assim a paciente escolher.

Além disso, não é "natural" viver oitenta ou cem anos. Esse processo de envelhecimento coletivo que estamos atravessando é uma novidade dentro da história da humanidade e traz novos desafios. Há muitos estudos que comprovam que a terapia hormonal não só melhora a qualidade de vida das mulheres, mas também tem um papel fundamental na prevenção de doenças do envelhecimento e promoção da longevidade com melhor qualidade de vida.

Além disso, acho que falar de uma "medicalização excessiva" pode ser exagerado, levando em consideração ainda todos os mitos, desinformação e tabu que envolvem a reposição hormonal. Poucas mulheres têm acesso a ela. "Num primeiro estudo populacional brasileiro sobre menopausa e terapia hormonal, observou-se que, apesar de apresentarem sintomas ao entrarem na menopausa por volta dos 48 anos, apenas uma pequena parte das mulheres brasileiras iniciou a THM, e a duração mediana do tratamento foi inferior a um ano, sendo maior para mulheres de classes socioeconômicas mais altas." No EUA, apenas 4% das mulheres entre 50 e 59 anos recebem TRH, uma proporção dez vezes menor do que antes de 2002, quando a pesquisa WHI foi divulgada.

Para mim, o mais importante é que as mulheres tenham acesso a informação de qualidade e que elas possam escolher a melhor opção para si. Mas, para isso, elas precisam saber que o tratamento de reposição hormonal existe e é uma opção muito segura. A informação é um direito da mulher, que precisa ser respeitado.

CAPÍTULO 7

IMPLANTES HORMONAIS: UMA DISCUSSÃO IMPORTANTE

O histórico dos implantes hormonais no Brasil é marcado por décadas de debate polarizado e controvérsias. Os implantes, que acabaram se popularizando com o termo inadequado de "chips" hormonais, nada mais são do que uma via não oral de administração de hormônios, alternativa às vias tradicionais como a oral, vaginal, intramuscular, transdérmica etc. Começaram a ser estudados por volta de 1940, inicialmente para terapia de reposição de testosterona em homens, na mesma época em que avançavam os estudos com os primeiros tratamentos para a menopausa, ainda antes do lançamento do famoso Premarin. Atualmente, os implantes hormonais são utilizados em alguns países do mundo como opção de tratamento para homens e mulheres.

O método de tratamento com implantes hormonais tem no seu DNA uma forte marca brasileira, graças aos avanços nessa área promovidos pelo renomado cientista, professor, farmacêutico e médico baiano, o prof. Elsimar Coutinho (1930-2020). Com uma carreira marcada por contribuições pioneiras à Medicina, especialmente nas áreas de reprodução humana, contracepção e saúde reprodutiva, ele ganhou reconhecimento internacional por seus avanços científicos e impacto na melhoria da qualidade de vida de milhões de mulheres ao redor do mundo. Em 1992, foi indicado para o prêmio Nobel de Medicina, por suas contribuições significativas nessas áreas. Mas a carreira e prestígio internacionais do prof. Elsimar também foram acompanhadas de episódios de uma típica novela brasileira envolvendo inveja, intrigas e conflitos de egos no meio acadêmico, que ainda pairam sobre esse assunto até hoje.

Como o tema dos implantes hormonais permeia o universo da menopausa por ser uma opção de tratamento muito utilizada, particularmente em alguns países como os Estados Unidos e o Brasil, e vira e mexe volta aos holofotes e manchetes da mídia brasileira com polêmicas e opiniões polarizadas, julguei relevante dedicar um espaço maior neste livro para explicar mais a fundo o tema. Neste capítulo quero compartilhar com você o histórico e a importância dos implantes; o preconceito que existe em relação a eles decorrente de uma visão ultraconservadora de algumas lideranças médicas e conflitos de egos no ambiente acadêmico; a discussão sobre a alegada "falta de evidências científicas" dos implantes; e a relevância dessa opção de tratamento para mulheres e homens. Minha intenção é ajudar você a entender melhor o cenário, os benefícios e as controvérsias em torno desse recurso terapêutico que pode ser uma alternativa para a terapia hormonal da menopausa.

HISTÓRIA DOS IMPLANTES HORMONAIS NO BRASIL

Os primeiros estudos com implantes hormonais no mundo datam da década de 1940, resultando na aprovação pela FDA em 1972 do Testopel, um implante absorvível para terapia de reposição de testosterona em homens em circulação até hoje nos EUA. No Brasil, os implantes começaram a ser estudados em mulheres de maneira experimental em meados da década de 1960, como parte dos trabalhos do prof. Elsimar Coutinho, que nessa época também liderou pesquisas que resultaram no lançamento de outros importantes métodos contraceptivos como os injetáveis e as pílulas para uso oral e vaginal. Depois de adquirir muito conhecimento com os estudos dos mais variados hormônios, e tendo frustradas as suas tentativas de patenteamento ou produção industrial dos implantes, Coutinho optou por uma produção em pequena escala e pela comercialização desses implantes a um custo alto, e assim fundou em 1994 a Elmeco, uma farmácia magistral especializada na produção de implantes hormonais.

Os implantes produzidos pela Elmeco, chamados de silásticos, consistem em pequenos tubos de silicone microporoso, do tamanho de um palito de fósforo, dentro dos quais é inserido o pó dos hormônios. Esses "tubetes" de hormônios são então selados, embalados individualmente e esterilizados para serem implantados no tecido subcutâneo (gordura abaixo da pele), geralmente na região da nádega ou do quadril. A prescrição do tratamento é individualizada, podendo variar na composição dos hormônios utilizados e na quantidade de implantes, escapando da lógica impessoal e generalizante dos medicamentos comercializados pela indústria farmacêutica convencional. Essa capacidade de "personalização" foi muito explorada pelo prof. Elsimar, e sua presença frequente na mídia somada ao testemunho de muitas personalidades do meio artístico colaboraram para a ampla divulgação desse método de tratamento. Além disso, a partir dos anos 1990 o setor de farmácias magistrais como um todo experimentou uma revitalização significativa no Brasil, impulsionada pela demanda por tratamentos mais personalizados e pela constatação de que a indústria farmacêutica não supria totalmente as necessidades individuais dos pacientes.

Em 1996, com a publicação do seu livro *Menstruação, a sangria inútil* pela Editora Gente, o prof. Elsimar Coutinho ganhou ainda mais visibilidade e projeção, o que passou a incomodar muito os seus pares acadêmicos, principalmente pelo fato dele ter desenvolvido suas pesquisas e sua carreira de modo muito independente, fechado em seu próprio grupo. Teve uma trajetória marcante como professor na Universidade Federal da Bahia (UFBA), onde durante muitos anos foi o titular do Departamento de Ginecologia e Obstetrícia da Faculdade de Medicina e responsável pela criação do Centro de Pesquisas e Assistência em Reprodução Humana (Ceparh) para o desenvolvimento de suas pesquisas, principalmente com os implantes. Mas foi a atuação e crescimento vertiginoso do seu consultório particular que gerou o ranço histórico de muitos ginecologistas em relação aos implantes hormonais. O fato de ter feito muito sucesso utilizando um tratamento ao qual somente ele e os poucos médicos do seu grupo tinham acesso, produzido em sua própria farmácia magistral e vendido a custo bastante elevado, foi o principal motivo do incômodo que causou para outros colegas de especialidade, particularmente os outros professores da área.

Em 2011, a Elmeco passou por uma reestruturação para expandir seus serviços a outros médicos, e começou a oferecer treinamentos para capacitar profissionais na prescrição e aplicação dos seus implantes hormonais. Isso aumentou ainda mais a antipatia da comunidade acadêmica em relação ao prof. Elsimar, pois agora era uma opção de tratamento acessível a outros médicos, que deveriam pagar pelo treinamento. Os demais professores e lideranças das sociedades de Ginecologia jamais tiveram a humildade de ocupar esse lugar, mantendo-se até hoje numa posição de apenas criticar e atacar os implantes hormonais, sem nunca terem verdadeiramente conhecido o método.

Apesar da sua carreira brilhante e do seu prestígio internacional, dr. Elsimar foi sendo excluído do ambiente acadêmico brasileiro e do "clã" que lidera as sociedades de Ginecologia até hoje, e seguiu seu caminho solo – com sua clínica particular e na liderança da Elmeco, habilitando um número cada vez maior de médicos que buscavam o treinamento para a utilização dos implantes. Durante vários anos, viajava toda semana para quatro capitais, Salvador, São Paulo, Rio de Janeiro e Brasília, onde mantinha suas clínicas e atendia diariamente algumas dezenas de mulheres. Em 2020, com 90 anos e ainda muito ativo, faleceu durante a pandemia de covid-19, acometido pelo vírus.

Apesar da grande importância do prof. Elsimar e dos implantes silásticos que desenvolveu, o verdadeiro *boom* dos implantes hormonais no Brasil ocorreu a partir de 2018/2019, com a chegada de uma empresa norte-americana produtora dos implantes absorvíveis, chamados de *pellets* e que, apesar de já existirem aqui, produzidos por algumas farmácias magistrais, eram bem pouco conhecidos e utilizados. A notícia rapidamente se espalhou, tanto pelo apelo de novidade e de serem implantes "americanos" – que na verdade eram produzidos por uma farmácia magistral brasileira que pagava *royalties* para uso da marca –, mas principalmente pelo fato de serem autoabsorvíveis e não necessitarem de retirada. Os implantes da Elmeco, na forma de tubinhos de silicone, tinham um inconveniente prático que limitava bastante o seu uso – pois a extração deles costuma ser um procedimento difícil e incômodo, inibindo muitos médicos de utilizá-los. Já com os *pellets*, essa barreira deixou de existir, levando a uma explosão do uso dos implantes hormonais absorvíveis no Brasil.

Como tudo que é novo e tem rápida expansão, aumentaram também os problemas. Se por um lado os implantes podem ser um excelente método de tratamento para algumas condições, por outro, o uso excessivo e abusivo apareceu. Novas farmácias de manipulação surgiram e começaram a produzir todo tipo de medicamento na forma de implantes, sem os devidos estudos e embasamento científico, e proliferaram novos cursos para habilitar prescritores. E o principal agravante: por ser um procedimento potencialmente lucrativo, infelizmente muitos médicos se tornaram de fato implantadores de hormônios sem qualquer ética ou pudor.

Minha história com os implantes: de preconceituoso a instrutor

No primeiro ano da minha especialização em Ginecologia no Hospital das Clínicas da USP eu ouvi pela primeira vez sobre a existência desses implantes. Em uma discussão de casos clínicos com uma professora, ela usou como exemplo um caso do consultório dela, para falar sobre um outro assunto, mas no meio das informações clínicas mencionou que a paciente em questão era usuária dos "implantes do dr. Elsimar Coutinho". Eu perguntei o que era aquilo, e ela só respondeu com desdém que era algo que "não era recomendado" e não merecia minha atenção. Lembro de ter ficado intrigado na ocasião, mas realmente não dei bola. Foi a única vez em que, por acaso, se tocou nesse assunto durante toda a minha formação como ginecologista. Não houve uma aula, ou sequer uma menção sobre a existência do prof. Elsimar e dos implantes hormonais, nem mesmo sobre a sua história e seu legado no desenvolvimento das pílulas e injeções anticoncepcionais tradicionais.

Mas anos depois, quando comecei a atuar no meu consultório particular, passei a me deparar com esse assunto com frequência. Atendia várias pacientes que ou usavam os tais implantes, ou me perguntavam sobre eles porque tinham amigas que usavam, e eu ficava muito incomodado por não saber absolutamente nada sobre o assunto. Comecei a pesquisar por conta própria e descobri a existência do curso da Elmeco, mas até então eu ainda estava carregado de preconceito. Só que os relatos que recebia das pacientes eram tão positivos que em determinado momento eu decidi que precisava pelo menos conhecer mais sobre o método. Nessa época, em 2016, meu consultório crescia rapidamente e eu havia acabado de me mudar para uma sala dentro de uma grande clínica de alto padrão em São Paulo, e lá tive contato com uma médica que também havia feito a residência de Ginecologia na USP alguns anos antes de mim, e utilizava os implantes e os prescrevia para suas pacientes. Na primeira oportunidade que tive de conversarmos, ela gentilmente me explicou o principal sobre os implantes e me incentivou a fazer o curso da Elmeco, com um comentário peculiar: "Vá com filtro", ela falou.

E assim, meses depois, lá estava eu em Salvador para fazer o treinamento durante três dias. Fui ainda um tanto resistente e desconfiado; na primeira parte, teórica, achei algumas aulas um pouco exageradas em alguns aspectos e lembrei do comentário da minha colega. Mas o que mais chamou minha atenção foram as pacientes que atendemos na parte prática do curso: todas já usavam os implantes há anos, simplesmente amavam o método e davam depoimentos impressionantes. Voltei ainda um pouco receoso, mas convencido de que poderia ser de fato uma boa opção para alguns casos. Liguei para duas pacientes que atendia há um tempo e haviam me perguntado recentemente sobre isso, para avisar que tinha acabado de fazer o treinamento, e as duas imediatamente toparam experimentar. Aos poucos fui atendendo novos casos, que sempre acompanhava bem de perto para observar a resposta – via de regra muito positiva.

Mas o que me fez começar a receber muitas interessadas nesse método de tratamento foi a série de vídeos que eu publiquei no YouTube, no início de 2018, explicando em detalhes sobre os implantes: os prós e contras, possíveis indicações e todas as polêmicas envolvidas. Nessa época meu canal crescia rapidamente e esses eram praticamente os únicos vídeos existentes que traziam uma explicação mais completa e equilibrada, mostrando todos os lados, inclusive os negativos e as polêmicas. Depois disso, começaram a aparecer no meu consultório muitas novas pacientes já "prontas", dizendo que tinham assistido os vídeos por completo e marcaram a consulta já decididas a utilizar os implantes, por problemas menstruais variados. Praticamente todas as pacientes tinham uma ótima resposta e decidiam dar continuidade ao tratamento, e assim, nos anos que se seguiram, eu fui adquirindo um volume significativo de pacientes em tratamento com os implantes silásticos da Elmeco.

Quando chegou ao Brasil a marca norte-americana de implantes absorvíveis, eu tive a oportunidade de participar de uma das primeiras turmas de treinamento e fiquei bastante entusiasmado com a novidade, principalmente pelo apelo de não precisarem ser retirados, pois o procedimento de retirada e troca dos implantes silásticos era de fato uma questão inconveniente. Essa empresa produzia na forma absorvível implantes dos únicos três hormônios que eu sempre utilizei: estradiol, testosterona e gestrinona. Passei então a receitar os implantes absorvíveis com sucesso em quase todas as minhas pacientes, explicando sobre o novo método e as diferenças, como por exemplo o fato de terem duração semestral e não anual, além do efeito um pouco diferente entre os primeiros e últimos meses de duração do implante (também publiquei vídeos no YouTube sobre isso na época).

Depois de algum tempo utilizando com sucesso os implantes absorvíveis, descobri uma outra empresa magistral, que havia sido a primeira a trazer a tecnologia norte-americana de produção de implantes para o Brasil, havia apresentado o primeiro dossiê sobre esse método de tratamento para a Anvisa e apesar de bem menos conhecida, comercializava os implantes absorvíveis com mesma qualidade e melhor custo-benefício – principalmente por não pagarem *royalties* em dólar para a marca norte-americana. Passei então a utilizar com sucesso os implantes absorvíveis dessa farmácia, e pouco tempo depois, o dono me abordou, impressionado com o meu currículo e experiência, e propôs montar um treinamento para os médicos que já eram do relacionamento da farmácia e desejavam aprender sobre os implantes.

Foi assim que eu desenvolvi o meu primeiro curso, "Menopausa e Implantes Hormonais", no qual eu compartilhava toda a minha experiência prática com o uso dos implantes absorvíveis em mulheres, principalmente para tratamento da menopausa, mas também incluindo o uso dos implantes para outras condições ginecológicas. Esse curso fez bastante sucesso, tive um excelente feedback dos alunos e foi aí que percebi que havia demanda para um treinamento maior. Pois ali eu ensinava apenas sobre uma opção de tratamento alternativa e de exceção para a menopausa, mas a grande maioria dos médicos carecia da formação mais básica sobre o diagnóstico, manejo e tratamento da menopausa em geral, com as opções convencionais, e nisso eu tinha experiência prática ainda maior do que com os implantes. E foi assim que depois desenvolvi o treinamento mais completo para médicos sobre a menopausa, que comentarei mais adiante.

As sociedades médicas, controvérsias e o movimento anti-implantes

No mundo todo, as sociedades médicas não recomendam o uso de nenhum tipo de medicamento ou substância produzida sob manipulação (feitos em farmácias magistrais). Apenas citam em suas diretrizes a existência dessa opção e preocupações relacionadas à segurança, eficácia e qualidade desses produtos. Seja um implante hormonal, uma vitamina, creme para a pele ou suplemento, qualquer produto manipulado é considerado oficialmente "não recomendado". Como já expliquei anteriormente, de fato, os medicamentos feitos de modo magistral não passam pelo rigoroso processo de avaliação de segurança e eficácia exigido da indústria farmacêutica pelos órgãos regulatórios. Como a lógica da manipulação é atender a necessidades individuais, por natureza os medicamentos manipulados não são passíveis de serem submetidos a ensaios clínicos controlados, como os industrializados, além de não terem bula.

Também há estudos indicando que medicamentos manipulados podem apresentar variações significativas em comparação com os produtos industrializados. Portanto, o recomendado seria reservar a prescrição de manipulados somente para as situações em que não há opções convencionais disponíveis – como é o caso, por exemplo, da testosterona para mulheres, ou do minoxidil na forma oral, substância muito utilizada por homens e mulheres para tratamento da queda de cabelo. E um outro ponto muito pertinente de crítica às farmácias de manipulação, pelo menos no Brasil, é o comissionamento do prescritor, uma prática escusa e antiética, mas tão enraizada que praticamente todas as farmácias de manipulação se vêem obrigadas a oferecer essa opção aos seus prescritores, sejam eles médicos, mas também nutricionistas e outros profissionais da saúde que prescrevem inúmeras fórmulas com vitaminas, suplementos, probióticos etc.

Sabemos que a indústria farmacêutica é um dos setores mais robustos, poderosos, influentes e lucrativos da economia mundial, e todas as sociedades médicas são diretamente dependentes e financiadas sob a forma de fartos patrocínios da indústria de medicamentos. Eu mesmo já fiz parte da diretoria de comunicação digital da Federação Brasileira das Associações de Ginecologia e Obstetrícia (FEBRASGO), maior entidade nacional da especialidade, de 2016 a 2019, e vi de perto a dependência da indústria farmacêutica para a saúde financeira da entidade e para a viabilização de todos os seus eventos. Isso de maneira alguma tira o mérito das sociedades médicas ou da própria indústria, que é sem dúvida a maior responsável pelos avanços da Medicina no mundo. Mas ninguém é ingênuo de acreditar que isso ocorre somente por benevolência: sempre existem também enormes interesses comerciais envolvidos. No caso do mercado gigantesco da menopausa e do crescimento vertiginoso dos implantes hormonais manipulados, não há a menor dúvida de que a fatia de mercado perdida pela *big pharma* para os tratamentos com implantes começou a incomodar muito, e a única forma das farmacêuticas agirem em relação a isso é através da suposta autoridade científica das sociedades médicas.

Para diferenciá-los do único implante hormonal produzido pela indústria farmacêutica, aprovado para anticoncepção, sempre foi utilizado para os concorrentes manipulados o termo "implantes hormonais não aprovados pela Anvisa" – dando um certo ar de "clandestinidade" e ignorando o fato de que obviamente havia aprovação da Anvisa, mas na categoria de medicamentos magistrais (atualmente regida sob a RDC nº 67/2007), que é diferente da aprovação aplicável à indústria farmacêutica convencional. Além dessa tentativa de depreciar os implantes manipulados, motivada em grande parte pelas intrigas das sociedades de Ginecologia com o prof. Elsimar, também há algumas controvérsias que sempre pairaram sobre esse tema. Por exemplo: durante vários anos, a Elmeco esteve presente como patrocinadora do maior congresso oficial da sociedade de Ginecologia (a sociedade paulista), e de outro evento tradicional organizado pelas mesmas lideranças, o Hormogin. Ora, se as diretrizes de tratamento publicadas por eles não recomendavam a utilização dos implantes hormonais "não aprovados pela Anvisa", por que permitiam receber patrocínio e ter stands em seus congressos vendendo treinamentos para a prescrição desses implantes? Sempre se esquivaram de responder a essa pergunta.

Durante muitos anos essa situação polêmica e controversa esteve presente no universo da Ginecologia, mas após a chegada com força dos implantes absorvíveis, o cenário começou a mudar. E um dos principais motivos foi, de fato, o crescimento do uso excessivo e abusivo dos implantes, com explosão das prescrições inadequadas, sem uma devida indicação e acompanhamento, muitas vezes para finalidade puramente estética ou de "melhora de performance", sem falar no interesse comercial de alguns médicos que infelizmente assumiram um discurso de vendedor desse método que deveria ser uma opção de tratamento alternativa a ser considerada com rigor. Novos implantes de diferentes substâncias foram de repente inventados por algumas farmácias de manipulação, que também passaram a produzi-los em escala industrial. Com isso, casos de complicações e problemas começaram a aparecer, o que despertou, legitimamente, a preocupação das sociedades médicas e do Conselho Federal de Medicina.

O crescente uso inadequado dos implantes, combinado com o ranço histórico das lideranças acadêmicas e com o incômodo da *big pharma*, formou então o cenário oportuno para uma investida definitiva contra os implantes hormonais, liderada pelas sociedades médicas de Endocrinologia e Ginecologia. Sob o manto de autoridades acadêmicas e alegando preocupação com os "riscos para a população", suas lideranças, todas palestrantes da indústria farmacêutica e com fortes conflitos de interesses velados, criaram um movimento com objetivo de declarar guerra aos implantes e proibir a comercialização desse método no Brasil. Através de articulações políticas envolvendo a Associação Médica Brasileira, reuniram nessa campanha mais de trinta assinaturas de diretores de sociedades médicas e a diretoria do hospital Albert Einstein. Detalhe: nenhuma dessas sociedades médicas jamais consultou os seus associados sobre o assunto, e várias delas não tinham absolutamente nenhuma relação com o tema, como sociedades de acupuntura, medicina nuclear, diagnóstico por imagem, administração em saúde, entre outras. O hospital Albert Einstein, por influência política de membros do corpo clínico que também ocupam cargos nas diretorias das sociedades de Ginecologia e Endocrinologia, também emprestou seu nome na tentativa de encorpar o movimento. Fez um evento interno para atacar o uso dos implantes hormonais – como sempre, sem abrir o debate e considerar as situações de uso correto – e emitiu um comunicado informando que o uso de implantes hormonais manipulados estava proibido no hospital. Isso só escancarou ainda mais a tentativa política de dar força à opinião das "autoridades", já que o uso de implantes, assim como de qualquer medicamento externo à farmácia do hospital, nunca foi permitido – durante muitos anos eu atendi um dia por semana nos consultórios do hospital Albert Einstein, e nunca pude realizar nenhuma inserção de implantes hormonais lá.

Muitos dos pontos apontados por essa cruzada das sociedades médicas contra os implantes era de fato pertinente, principalmente em relação ao excesso de prescrição, mau uso e necessidade de maior regulação. Porém, ela era formada por aqueles que, como expliquei, sempre nutriram uma antipatia crônica pelo assunto, enraizada em conflitos de egos acadêmicos, nunca conheceram de fato os implantes hormonais ou seu uso adequado, e são fortemente patrocinados pela grande indústria farmacêutica. E apesar da motivação válida, a forma proposta para abordar o problema foi totalmente descabida: uma pressão sobre a Anvisa para a proibição geral da comercialização dos implantes. Em primeiro lugar, não é atribuição da agência regulamentar a prática médica, pois isso é de competência do Conselho Federal de Medicina, que já havia se posicionado com a Resolução CFM nº 2.333, de 30/03/2023, contraindicando o uso com finalidade estética, ganho de massa muscular e melhora do desempenho esportivo. E a soberba das lideranças desse movimento foi tão grande que, em uma das cartas enviadas à Anvisa, chegaram a incluir uma "proposta de resolução", como se tivessem a autoridade para determinar os rumos regulatórios, ignorando o papel técnico e independente da agência e mais uma vez tentando impor sua opinião e interesses, sempre escondidos sob a sombra de sua "superioridade acadêmico-científica".

Proibição, revogação da proibição e debate no Senado Federal

Durante o ano de 2024, o movimento das sociedades médicas contra os implantes teve vários capítulos. Além da pressão recorrente sobre a Anvisa, iniciaram a publicação de matérias em grandes veículos de comunicação, na tentativa de construir uma narrativa contrária aos implantes e conquistar a opinião pública, sempre mostrando casos isolados de mau uso e complicações e com a recomendação dos "especialistas" contrários aos implantes. Tais reportagens também sistematicamente repetem o termo "chip da beleza", apelido dado por Hebe Camargo no início dos anos 2000 para se referir aos implantes hormonais (dos quais ela era usuária e entusiasta), que acabou se popularizando e depois se tornou uma forma pejorativa e depreciativa de se referir a eles. Sabemos, nos bastidores, que a veiculação de muitas dessas matérias foi a preço de ouro através de assessorias de imprensa com custo bastante alto e algumas entrevistas diretamente pagas. Pergunto então, como será que estão sendo custeadas essas despesas? Seria do caixa regular dessas entidades, proveniente da anuidade dos associados? Ou seriam as grandes farmacêuticas que estão dando essa pequena "ajuda de custo" em prol dessa causa tão nobre para "defender a saúde da população"?

Um dos capítulos finais dessa novela foi a criação de um site para relatar casos de complicações, chamado de "Vigicom – observatório do mau uso de hormônios". Com a proposição válida de ser um portal para notificação de casos de mau uso, apresentava várias falhas que comprometiam significativamente a confiabilidade dos dados reportados nele. E com base nos relatos desse site, que além de tudo misturava casos de complicações por hormônios utilizados por outras vias (ex: intramuscular) que nada tinham a ver com implantes, a liderança do movimento mais uma vez bateu na porta da Anvisa, agora com a "comprovação" de que havia uma real ameaça à saúde pública causada pelos implantes. Abordaram na ocasião um diretor substituto com os dados alarmantes deste site para definitivamente forçar a agência regulatória a tomar uma atitude. E assim, em 18 de outubro de 2024, ironicamente a data em que são comemorados o dia do médico e o dia internacional da menopausa, foi publicada uma medida preventiva determinando a suspensão da produção, comercialização e uso dos implantes hormonais no Brasil.

Essa medida, amplamente festejada pelas lideranças do movimento, gerou uma repercussão que provavelmente não imaginavam, pois sequer tinham conhecimento da dimensão do uso adequado dos implantes. Houve uma enorme mobilização de grande parte da classe médica, que ficou definitivamente dividida depois da guerra declarada pelas sociedades médicas, junto das farmácias magistrais e grande parte da sociedade civil, principalmente as usuárias dos implantes, enfurecidas com a medida. Eu participei muito ativamente desse processo, junto de outras lideranças médicas e também das principais farmácias que produzem os implantes, sempre defendendo o uso terapêutico e ético dessa via de tratamento. Dias depois da publicação da medida preventiva estive em Brasília junto desse grupo para uma primeira reunião com a Anvisa, na qual apresentamos inúmeras evidências em defesa dos implantes e mostramos a inconsistência dos dados que haviam motivado a medida preventiva. Nas semanas que se seguiram, uma série de ações ocorreram para desmascarar a narrativa que havia sido criada pelo movimento anti-implantes; cada um dando a sua contribuição. A Associação Menopausa Feliz, por exemplo, organizou um abaixo-assinado contra a proibição, recolhendo 11 mil assinaturas em menos de uma semana. A mobilização e a repercussão foi tamanha que foi agendada uma sessão temática no plenário do Senado Federal para debater o assunto. Foram convidados, então, médicos e representantes da sociedade civil para debater a favor ou contra os implantes hormonais e a suspensão imposta pela Anvisa.

O debate, ocorrido em 22 de novembro de 2024, foi um momento único na história dos implantes hormonais no Brasil, por ter sido a primeira vez em que as opiniões favoráveis e contrárias foram confrontadas, com amplo espaço para ambos os lados exporem suas motivações e argumentos. Durante décadas, as lideranças das sociedades médicas sempre se esquivaram do diálogo, mantendo-se fechadas em suas próprias bolhas acadêmicas, atacando os implantes de modo intransigente e rejeitando categoricamente qualquer opinião ou dado contrário. E quando enfim se viram obrigados a participar de um livre debate, foram simplesmente massacrados pelos dados robustos em defesa do uso correto e terapêutico dos implantes hormonais.

Como eu tenho uma opinião bem parcial nesse tema, prefiro recomendar que você mesma, caso se interesse, assista à gravação do debate, disponível no site do Senado e no YouTube, e tire suas próprias conclusões. Foram mais de seis horas de apresentações igualmente divididas entre ambas as partes, mas posso dizer que ao final foi muito evidente o lado "vencedor", chegando em alguns momentos a ser constrangedor para o outro grupo. O líder do movimento contrário, além de ser chamado à atenção mais de uma vez pelo senador que presidiu a sessão por comportamento inapropriado, até foi embora antes do fim do debate, visivelmente contrariado. No fechamento da sessão, um dos senadores elogiou a riqueza de detalhes apresentados, fez comentários como "vai ser muito difícil esse embate para aqueles que são contrários", e citou ter ouvido opiniões de quem "é contra porque é contra, que é o mais hilário dos contras e não se deu conta de que deveria ter estudado mais, pra pelo menos explicar por que contra é".

Na véspera da data agendada para o debate no Senado, foi publicada uma nova resolução (RE 4.353 de 21 de novembro de 2024) revogando a anterior que suspendia o uso dos implantes. E por fim, dias depois, uma nova resolução foi publicada estabelecendo medidas mais rígidas para a prescrição dos implantes hormonais: a exigência de receituário especial com o código internacional da doença (CID) e obrigatoriedade de um novo termo de responsabilidade assinado por três partes (médico prescritor, paciente e farmacêutico responsável).

O texto desse novo termo foi nitidamente redigido pelo grupo contrário aos implantes, aborrecido após o constrangimento no Senado, e menciona as possíveis complicações de modo bastante exagerado, já que nem a bula de medicamentos equivalentes trata dos potenciais efeitos indesejados de maneira tão alarmista e assustadora. Muito provavelmente foi aceito pela Anvisa também como forma de atender parcialmente à pressão exercida pelo movimento contrário e chegar num meio-termo. Mas apesar disso, eu e toda a comunidade médica que defende o uso terapêutico e ético dos implantes consideramos que as novas regras para prescrição dos implantes foram bastante positivas, pois inibem o uso abusivo e apesar de burocratizar mais, não mudam a prática de quem já os prescrevia de maneira adequada e responsável.

A novela ainda não terminou e vez ou outra ainda aparece na grande mídia mais alguma matéria promovida pelo movimento anti-implantes, sempre se apoiando em casos isolados de complicações e uso abusivo, e ignorando o uso terapêutico adequado. E os ilustres professores doutores, líderes das sociedades médicas e do movimento anti-implantes, seguem paralelamente com suas aulas e colaborações patrocinadas para a grande indústria farmacêutica, que "por coincidência" está prestes a lançar novos medicamentos para o tratamento da menopausa. Enquanto finalizo a redação deste livro, me deparei com uma campanha publicitária patrocinada por uma grande farmacêutica, com um bate-papo sobre a menopausa entre uma personalidade pública e uma ginecologista que é uma das principais lideranças do movimento anti-implantes. Hilariamente, no meio médico é bem conhecido que essa personalidade pública já foi, durante muitos anos e talvez ainda seja (apesar de eu não ter encontrado nenhum registro oficial de fala dela sobre isso, e por esse motivo também não cito aqui o nome), usuária de implantes hormonais...

Impacto na minha vida profissional

Minha participação ativa e meu posicionamento firme na defesa dos implantes hormonais me levaram a ser convidado a me retirar do programa de pós-graduação da Universidade Federal de São Paulo (Unifesp), onde eu havia iniciado um projeto de doutorado na área de cirurgias íntimas. Apesar do meu projeto não ter nenhuma relação com o assunto dos implantes, minha então orientadora, assim como vários outros docentes do departamento de Ginecologia, também compõem a diretoria da sociedade paulista (SOGESP) e a Federação Brasileira de Ginecologia e Obstetrícia (FEBRASGO), das quais eu me tornei um "inimigo" na guerra declarada por eles mesmos contra os implantes.

Minha ex-orientadora foi muito gentil, receptiva e atenciosa desde a nossa primeira conversa e durante toda a elaboração do projeto, é muito querida e não quero de jeito algum condená-la por isso. Conhecendo bem o ambiente acadêmico, que eu também já havia frequentado por muitos anos na USP e optado por me desligar, era absolutamente esperado que isso ocorresse. Eu até poderia ter sido mais comedido e político, me exposto menos durante o embate dos implantes, o que talvez permitiria ter continuado o projeto. Mas além do meu perfil de personalidade e senso de inconformismo não permitirem, eu também ficaria numa situação de *persona non grata* no território do "inimigo", o que não me agradava nada.

Meu principal objetivo, desde o começo, não era o doutorado em si, mas desenvolver pesquisas e publicações científicas com as cirurgias íntimas de ninfoplastia, redução dos pequenos lábios vaginais realizadas em consultório, sob anestesia local – uma técnica inovadora que eu aprendi quando fiz em 2017 meu primeiro treinamento sobre o uso do laser em Ginecologia. Numa época em que ninguém dava bola pra essa cirurgia, eu enxerguei que aquilo era um nicho de atuação com muito potencial de crescimento, pela possibilidade de realizar a cirurgia sem necessidade de internação, além de maior privacidade e menor custo. Passei a me dedicar intensamente a essa área, me aprofundei nas técnicas e acumulei centenas de casos operados. E como previ, nos últimos anos esse assunto veio à tona com força: as mulheres descobriram que existe essa solução simples para algo que, para algumas, é bastante incômodo (o excesso de pele nos lábios internos vaginais). Eu sempre digo que não existe padrão normal. A anatomia dessa região varia muito entre as mulheres. É considerado anormal tudo o que causa constrangimento, desconforto, vergonha ou piora na autoestima. Várias personalidades e influenciadoras quebraram o tabu e começaram a falar sobre a cirurgia, reportagens ganharam a mídia e a internet, e o Brasil é hoje o país que mais realiza essa cirurgia no mundo.

Foi isso então que me motivou, depois de anos já bem estabelecido no consultório particular, a considerar voltar à vida acadêmica: aproveitar o grande número de casos que eu opero e minha experiência acumulada nessa técnica para transformar em trabalhos científicos e publicações, ainda muito escassas no mundo. Para isso criei o Instituto de Cirurgia Íntima, com o objetivo de desenvolver pesquisas e também ensino para médicos nessa área. Fiz um primeiro levantamento retrospectivo com dados de quase duzentas mulheres que haviam realizado a ninfoplastia, comprovando o enorme impacto positivo da cirurgia na autoestima e sexualidade. Em março de 2024 fui à Colômbia para o Congresso Mundial de Ginecologia Estética apresentar este trabalho e uma outra apresentação sobre as ninfoplastias feitas em consultório, com o qual ganhei o prêmio de primeiro lugar. Em junho, fui à Singapura para o Congresso Mundial de Uroginecologia para fazer uma apresentação sobre a minha técnica de ninfoplastia ambulatorial, que desenvolvi e aprimorei ao longo dos anos, e depois ganhei outro prêmio de primeiro lugar pela Sociedade Internacional de Uroginecologia (IUGA). E em paralelo, vinha desenhando junto com a minha então orientadora um estudo prospectivo, que seria realizado com casos operados tanto no meu consultório como no ambulatório de Ginecologia da universidade, e se tornaria o doutorado – com o objetivo de avaliar a ninfoplastia ambulatorial em relação a detalhes técnicos do procedimento, taxa de satisfação das pacientes, impacto na autoestima, sexualidade e qualidade de vida.

Com a saída da Unifesp, busquei outra instituição para submeter o mesmo projeto ao comitê de ética, que já foi aprovado e está a pleno vapor aqui no Instituto de Cirurgia Íntima. Nos próximos anos, os dados obtidos com essa pesquisa certamente resultarão em novas apresentações e publicações científicas de impacto internacional. E sem os entraves da universidade, também já iniciei outros dois projetos: um com a cirurgia de perineoplastia para correção da flacidez vaginal após partos normais (também realizada em consultório, com técnica inovadora), e outro com a cirurgia de redução da hipertrofia do clitóris causada pelo uso de hormônios anabolizantes – a clitoroplastia, outra técnica na qual raríssimos cirurgiões têm experiência. O objetivo desse estudo é comprovar que a cirurgia corrige a deformidade do clitóris sem causar nenhum prejuízo à sensibilidade sexual – algo que vemos na prática, mas ainda não há nenhuma publicação científica sobre o tema.

Além de mim, houve mais um colega que precisou abandonar um projeto de doutorado que desenvolvia também na Unifesp. No dia seguinte ao debate no Senado, o dr. Lucas Caseri recebeu uma ligação dizendo para não mais divulgar qualquer vínculo dele com a universidade em suas aulas, livros ou artigos científicos. E foi definitivamente desligado após comentar nas suas redes o fato de que o professor da instituição e principal líder do movimento anti-implantes tem na verdade um currículo acadêmico (currículo Lattes) pífio, com sua última publicação há mais de vinte anos e basicamente nenhuma produção científica na área em questão, incoerente com seu discurso pomposo baseado em "ciência" e "evidências" e que tanto se apoia no título de "professor" e alega sua superioridade científica. E assim segue o meio acadêmico, cada vez mais fechado em sua própria bolha e suas sociedades dependentes da indústria farmacêutica, cegamente convicto da sua superioridade, e ao mesmo tempo cada vez mais descredibilizado e desconectado da realidade prática da Medicina.

A falta de evidências científicas dos implantes hormonais

Um último assunto pertinente a esse debate é a alegada falta de evidências científicas da eficácia e segurança dos implantes hormonais. Esse é o principal argumento utilizado por quem os critica e de fato é parcialmente verdade, mas uma discussão que tem várias nuances. Os implantes hormonais manipulados não têm, e certamente nunca terão, o mesmo nível de "evidências científicas" dos medicamentos industrializados. Isso se deve, em primeiro lugar, ao princípio básico de ser um tratamento individualizado, diferente da lógica generalizante dos produtos industrializados. Tratamentos baseados em preparações magistrais têm, por natureza, a desvantagem de não poderem ser estudados em larga escala em ensaios clínicos duplo-cego randomizados. Por isso mesmo, como também já enfatizei, devem idealmente ser reservados para situações nas quais as opções tradicionais não foram efetivas – e essas situações não são tão raras na prática clínica.

Um outro ponto é o fato dos principais hormônios utilizados na forma de implantes hormonais serem naturais. Para essa natureza de substâncias isomoleculares ou "bioidênticas", não é permitido registrar patentes. Por isso, não despertam interesse da grande indústria farmacêutica, pois o processo de aprovação de uma nova formulação é bastante demorado e oneroso para a indústria, e as farmacêuticas alegam "falta de proteção" para essa categoria de produtos (ou seja, por não poderem patentear, um novo produto desenvolvido pode ser imediatamente copiado por um concorrente). E do outro lado, as farmácias magistrais, que suprem essa falta de opções da indústria, não têm nem de longe o mesmo poder financeiro necessário para desenvolver grandes estudos clínicos com os seus produtos – daí o impasse.

Apesar de vivermos atualmente a era da medicina baseada em evidências, na verdade a maior parte de tudo o que nós, médicos de todas as áreas, fazemos no nosso dia a dia, não é baseada em fortes evidências científicas – simplesmente porque para muitas questões clínicas, as evidências de alta qualidade não existem. Por exemplo: recentemente foi publicada no *JAMA Surgery* uma análise de 1.410 recomendações em cirurgia geral, revelando que apenas 10% delas tinham evidências de alta qualidade, enquanto 47% eram de baixa ou muito baixa qualidade. O artigo aponta que a maior parte das principais recomendações não é sustentada por evidências robustas e destaca a necessidade de mais estudos, ao mesmo tempo em que alerta para os desafios financeiros e éticos para produzi-los. Um outro dado muito importante sobre isso foi uma revisão sistemática e metanálise publicada em 2022, analisando as publicações da Biblioteca Cochrane – que é uma das principais bases de dados da medicina moderna e se destaca especialmente por suas revisões sistemáticas rigorosas, que sintetizam evidências para orientar práticas clínicas e políticas de saúde. Esse estudo analisou 1567 intervenções eletivas, verificando que só 87 delas (5,6%) eram apoiadas por evidências de alta qualidade.

É por isso que, apesar de não podermos jamais desconsiderar as evidências científicas existentes sobre qualquer prática, recomendação ou prescrição clínica, isso definitivamente não é o único determinante da tomada de decisões em Medicina. O médico que se apoia somente na lógica maniqueísta do que "tem ou não tem evidência científica" sem dúvida limita sobremaneira a sua prática, pois muitos pacientes precisam de soluções para as quais as evidências científicas existentes ainda são limitadas. E aí entram a experiência clínica e as decisões compartilhadas com a paciente, pois o médico deve esclarecer à mulher as opções disponíveis com todos os seus prós e contras, incluindo eventualmente o "contra" de usar um tratamento disponível e potencialmente benéfico, mas para o qual as evidências ainda são incertas. A chamada prática baseada em evidências (PBE, tradução do inglês EBP – *evidence-based practice*), modelo ideal de medicina atual, provém da intersecção de três fatores, como bem demonstra essa imagem:

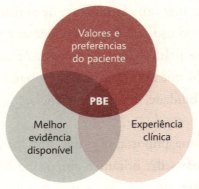

O prestigiado infectologista dr. Francisco Cardoso, atual conselheiro por São Paulo e que representou o Conselho Federal de Medicina no debate no Senado, fez uma publicação dias depois em suas redes sociais abordando esse mesmo estudo do *JAMA Surgery* que mencionei acima, e sua fala resumiu perfeitamente essa questão:

Você sabia que menos de 10% das recomendações em cirurgia geral são sustentadas por evidências científicas de alta qualidade? Isso não significa que a prática médica é negligente, mas sim que a ciência, embora essencial, tem limites práticos e éticos. Pesquisas clínicas enfrentam desafios enormes: custos elevados, restrições éticas e a dificuldade de questionar práticas consolidadas pelo tempo. Testar algo já validado pela experiência em novos estudos muitas vezes é inviável – e até antiético. Por isso, precisamos ter cuidado com os "puristas da ciência". Quem levanta o canudo da evidência científica como bandeira política frequentemente esquece de aplicar o mesmo rigor à sua própria prática. Isso cria o evidencismo: uma evidência escolhida *à la carte*, conforme as conveniências. A ciência não é um instrumento de poder, mas uma ferramenta de aprimoramento. Vamos combater o uso seletivo de evidências e valorizar o equilíbrio entre prática clínica e ciência. Afinal, cuidar de vidas é mais do que seguir tabelas – é exercer a Medicina com responsabilidade, ética e consciência.

Um outro nome importante e que traz luz a esse debate é o médico e autor best-seller britânico-americano Marty Makary. Em seu livro *Blind Spots* ele conta diferentes histórias e exemplos reais mostrando como as sociedades médicas e suas lideranças tendem a ter vieses na interpretação dos estudos de acordo com suas crenças pessoais, bem como dificuldade em aceitar inovações. De modo geral, essas entidades são historicamente conservadoras e, nas palavras do autor, estão entre as mais "fechadas a enxergar diferentes pontos de vista" – ou, em uma tradução livre, as que mais acreditam ser as detentoras da verdade. Makary destaca que essa situação ilustra um traço humano universal, de dificuldade de mudar de opinião e aceitar um ponto de vista diferente, mas é particularmente presente nas pessoas com os traços psicológicos e comportamentais típicos das lideranças médicas. Ao serem confrontadas com ideias divergentes, essas pessoas tendem a "dobrar a aposta" nas crenças que já possuem, criando novos argumentos – uma espécie de ginástica mental – para manterem suas convicções, mesmo diante de evidências contrárias.

Por fim, a boa notícia é que nos últimos anos finalmente surgiram novos estudos com os implantes hormonais absorvíveis, seguindo devidamente todo o ritual metodológico apropriado. Graças à visão e o pioneirismo do professor Edmund Baracat, renomado titular de Ginecologia da USP, as portas do meio acadêmico começaram a ser abertas para a pesquisa séria com os implantes hormonais. Estudos liderados pelo prestigiado dr. André Malavasi, tanto de gestrinona para mulheres com endometriose como de estradiol e testosterona para terapia hormonal da menopausa, já estão em fase avançada e em breve terão seus resultados publicados, finalmente acabando com esse argumento da falta de estudos adequados e evidências. Está cada vez mais perto o dia em que as "autoridades científicas" que fizeram esse papelão declarando a guerra aos implantes hormonais precisarão enfim buscar aprender sobre o método, a técnica de inserção e o manejo clínico dos pacientes usuários, inclusive porque como professores, precisarão ensinar os seus alunos e médicos residentes.

CAPÍTULO 8

TRATAMENTOS NÃO HORMONAIS: INFORMAÇÕES E OPÇÕES DISPONÍVEIS

Algumas mulheres, embora em número bem reduzido, não podem utilizar a terapia de reposição hormonal (TRH) devido a condições de saúde muito específicas que contraindicam o uso. Além disso, há mulheres que preferem atravessar essa fase de modo natural, sem intervenção hormonal, buscando estratégias que consideram mais alinhadas com suas crenças e estilo de vida. Para esses casos, há outros recursos disponíveis, como mudanças na alimentação, atividade física, suplementação e tratamentos focados em alívio de sintomas específicos. No entanto, é importante ressaltar que essas alternativas podem complementar, mas não substituem a reposição hormonal.

Independentemente do caminho escolhido, o mais importante é que cada mulher tenha acesso ao máximo de informações possível, compreendendo as limitações e os benefícios de cada abordagem para tomar a decisão mais adequada para si. O processo de decisão envolve ter um médico fortemente capacitado e atualizado para, juntos – médico e paciente –, entender com profundidade cada caso, considerando suas particularidades e suas condições específicas.

Na maior parte das espécies na natureza, as fêmeas mantêm a capacidade reprodutiva ao longo de toda a vida – algo que também ocorria na espécie humana até um ou dois séculos atrás, quando a expectativa de vida era bem menor. Entretanto, o aumento da longevidade nos coloca diante de um fenômeno raríssimo na natureza e poucas espécies além dos seres humanos têm um período tão longo além da capacidade de procriação – apenas algumas espécies de baleias e os chimpanzés.

O corpo feminino, sem os hormônios produzidos naturalmente na juventude, enfrenta desafios significativos e específicos no envelhecimento, e fica de fato em desvantagem em relação aos homens.

Tal fenômeno pode ter sido muito importante para a evolução da espécie por milhões de anos, mas no mundo moderno é fundamental considerar novos recursos para que a mulher envelheça da melhor forma possível, mantendo qualidade de vida e prevenindo doenças que são aceleradas pela queda hormonal.

Mesmo em casos onde há potenciais contraindicações, como em algumas doenças ou condições de saúde, é necessário ponderar que os benefícios da reposição hormonal podem, em certos contextos, superar os riscos. Essa é a reflexão que quase sempre falta quando se discutem eventuais contraindicações à terapia hormonal: olhar somente para os possíveis riscos do tratamento e se esquecer dos diversos outros riscos do não tratamento. Essa análise aprofundada permite ao médico e à paciente refletirem juntos sobre o que seria mais vantajoso no longo prazo, considerando essa longevidade estendida de quase cem anos.

Essa abordagem individualizada e cuidadosa é o que torna a tomada de decisão de fato compartilhada, como deve ser idealmente a Medicina moderna. Mas, infelizmente, ainda é muito comum que os médicos não tenham essa perspectiva e se mantenham agarrados ao modelo de Medicina do passado, chamada de "paternalista" – na qual o médico é o detentor do conhecimento e ditador das decisões. Principalmente numa situação em que há muitas variáveis, riscos e benefícios a serem considerados, a paciente deve ter o apoio e orientação do médico para avaliar qual caminho escolher, levando em conta os seus valores, preferências, aspectos físicos, sociais, emocionais e as perspectivas de longo prazo para sua saúde.

Neste capítulo, vamos explorar quais são as contraindicações da reposição hormonal e as poucas condições que realmente impedem seu uso. Na maioria das vezes, a reposição hormonal acaba sendo desaconselhada por falta de atualização e desconhecimento sobre o tema por parte dos médicos, que ainda se baseiam em estudos antigos cuja metodologia já foi comprovadamente equivocada. Também discutiremos as alternativas de tratamento disponíveis para aliviar os sintomas da menopausa e prevenir problemas de saúde sem a reposição hormonal, oferecendo opções para que a mulher atravesse essa fase de modo mais confortável e saudável.

SITUAÇÕES DE CONTRAINDICAÇÃO DA REPOSIÇÃO HORMONAL

A principal contraindicação real é para mulheres que tiveram câncer de mama, considerando-se apenas o histórico pessoal, não de familiares próximos, como mãe ou irmã. Existe um dogma de que a mulher que teve câncer de mama nunca mais poderá usar hormônios, mas isso não é necessariamente verdade — existem outras variáveis a serem colocadas na balança. De fato, mulheres com diagnóstico de câncer de mama têm uma recomendação geral de não utilizarem os hormônios da reposição hormonal. Mas é importante compreender que os hormônios não causam o câncer — o que o causa são mutações das células que escapam ao sistema de defesa do organismo e proliferam desordenadamente. Mas a maioria dos tumores mamários são receptivos aos hormônios, ou seja, a presença deles estimula o crescimento e avanço do câncer.

Porém, o "câncer de mama" não é uma doença única. Pelo contrário, existe um espectro de cânceres de mama que podem ser muito diferentes em relação às suas características celulares e moleculares, que resultam em diferentes perfis de agressividade do tumor ou chance de recidiva. Imagine que as células do câncer têm um "cartão de identidade" com várias informações importantes sobre elas.

O "perfil imuno-histoquímico" é o exame detalhado que analisa esse "cartão de identidade" para descobrir quais características específicas essas células possuem. Esse exame procura por certas "chaves" (chamadas de receptores) na superfície das células ou dentro delas. Essas "chaves" indicam como as células se comportam e como podemos tratá-las de um jeito mais eficaz. Cada tipo de câncer tem um perfil diferente, e esse exame ajuda a entender melhor o comportamento esperado e como "atacar" o tumor.

O perfil imuno-histoquímico do tumor de mama é então uma informação essencial a ser considerada no caso de uma eventual consideração sobre a terapia hormonal. Existem tumores que não possuem os receptores para estrogênio e progesterona, então em tese não seriam estimulados por esses hormônios. O tempo de tratamento também importa: de modo geral, se considera uma "cura" depois de cinco anos de tratamento do câncer, embora isso não seja uma regra absoluta – existem tumores que podem vir a reaparecer depois desse prazo. E há uma outra variável que é a predisposição genética, pois já é possível identificar algumas mutações que, quando presentes, aumentam significativamente o risco do câncer de mamas e ovários (como a do gene BRCA, que ficou bem conhecida depois da divulgação pela atriz Angelina Jolie).

Mais uma vez, destaco aqui a importância do médico estar familiarizado e atualizado no assunto, pois cada caso requer uma análise profunda e individualizada. Já existem estudos com alto nível de evidência científica mostrando segurança do uso da terapia hormonal mesmo em mulheres com câncer de mama, em situações específicas e bem acompanhadas. Eu mesmo tenho algumas pacientes nessa condição, pois, após uma avaliação profunda e cuidadosa, concluímos que o risco de recidiva da doença é muito reduzido e que os benefícios em termos de qualidade de vida e prevenção de outras doenças graves são muito significativos. Em outras palavras, elas foram bem informadas de todos os prós e contras, riscos e benefícios, e concluíram que vale a pena.

Outra contraindicação para a terapia hormonal da menopausa é a doença cardiovascular estabelecida, como em mulheres que já tiveram um infarto ou AVC. Mesmo nesses casos, é preciso realizar uma análise detalhada individual de potenciais riscos e benefícios. Doenças do fígado não controladas, com comprometimento da função hepática, também contraindicam, a princípio, a terapia hormonal.

Gosto muito do texto que está nas conclusões do capítulo sobre contraindicações para a terapia hormonal do penúltimo Consenso Brasileiro de Terapêutica Hormonal da Menopausa, de 2018. Ele diz:

> É muito difícil considerar uma determinada condição clínica ou a presença de comorbidades como contraindicações absolutas à terapia hormonal. Mesmo diante de situações que, em princípio, poderiam ser consideradas contraindicações, o juízo clínico encontra por vezes respaldo para o seu emprego. [...] Sob essa ótica, a lista que se segue de contraindicações deve ser vista na individualidade de cada caso e não como um arrolamento hermético e decisório para todos os casos. De outra parte, diante das supostas situações de contraindicações da terapia hormonal em que se opta, após um julgamento clínico criterioso, [...] deve-se esclarecer à paciente quanto às limitações de conhecimento existentes e as razões que fundamentam o emprego da terapia hormonal na conjuntura singular do seu caso.

REPOSIÇÃO HORMONAL PARA MULHERES COM CÂNCER DE MAMA

Um dos temas mais delicados e sensíveis na terapia de reposição hormonal é a sua indicação para mulheres que tiveram um câncer de mama. Esse é um debate intenso, que muitas vezes assusta as pacientes e dificulta o diálogo, especialmente porque grande parte dos médicos não está atualizada sobre os consensos e pesquisas mais recentes nessa área – desconhecendo as informações mais modernas tanto sobre a possível segurança da terapia hormonal após um câncer de mama, como sobre os riscos de longo prazo da falta prolongada dos hormônios para o organismo feminino.

Infelizmente, muitos oncologistas e mastologistas tendem a ter uma atitude obcecada pela não recidiva do câncer e perdem a perspectiva mais ampla da mulher que está diante deles. Via de regra, têm um discurso bastante incisivo, autoritário e irredutível de "zero hormônios" que gera pânico nas pacientes. É como se as mulheres devessem dar graças a Deus por terem sobrevivido a uma doença potencialmente fatal e então todo o resto se tornasse irrelevante, desconsiderando por completo o impacto enorme que a ausência dos hormônios pode ter para a qualidade de vida, sem falar naqueles riscos em longo prazo do não tratamento. Como disse uma paciente minha recentemente: "tratam mamas, e não mulheres".

Receber um diagnóstico de câncer de mama mexe muito com a autoestima das mulheres e as deixa muito vulneráveis e fragilizadas. Quando uma mulher precisa atravessar um câncer de mama e ainda ter o impacto dos sintomas da menopausa sem poder tratá-los, isso pode gerar um quadro grave de depressão. Há mulheres que fazem relatos muito fortes, dizendo que não vale a pena sobreviver a um câncer para sofrer o resto da vida com as consequências da menopausa não tratada na vida pessoal, afetiva e sexual. Diante do sofrimento físico e mental intenso, deve-se colocar em discussão a possibilidade de terapia hormonal, seus eventuais riscos e o que pode ser feito para mitigá-los, já que nem todas melhoram com os tratamentos alternativos e não hormonais.

Esses casos são mais complexos e costumam levar médicos que entendem a importância da reposição hormonal e estão mais atualizados nesse assunto a serem mal interpretados ou julgados por colegas. Ampliar esse debate é urgente e beneficia todos, principalmente as pacientes. Também é fundamental que os médicos das mais diversas áreas, mas especialmente os que lidam com o câncer, se atualizem sobre as evidências da reposição hormonal moderna e incorporem mais em sua prática a Medicina de decisões compartilhadas, valorizando a perspectiva da mulher, seus desejos e preferências, e mantendo diálogos transparentes sobre riscos e benefícios.

PRINCIPAIS TRATAMENTOS NÃO HORMONAIS

Para as poucas mulheres para as quais a terapia hormonal tradicional não é uma opção viável, o tratamento deve ser direcionado para sintomas específicos, já que o espectro de sintomas é amplo. Listo abaixo os principais sintomas da menopausa e as opções de tratamento não hormonal disponíveis para cada um deles:

Sintomas vasomotores (fogachos)

Os fogachos, calafrios, sudorese e outros sintomas relacionados ao centro de regulação da temperatura corporal são tratados preferencialmente com fármacos antidepressivos (paroxetina, escitalopram, venlafaxina). No entanto, esses medicamentos podem causar efeitos colaterais, particularmente a diminuição da libido em uma fase em que, muitas vezes, ela já está afetada pela queda hormonal. A gabapentina é um outro medicamento que pode reduzir a frequência e intensidade dos sintomas vasomotores, sendo particularmente interessante para mulheres que também apresentam distúrbios de sono. Esses são tratamentos razoavelmente eficazes, mas nem sempre eliminam os sintomas completamente.

A hipnose clínica ou hipnoterapia é citada no último consenso de terapia não hormonal da Sociedade Norte-Americana de Menopausa como um tratamento potencialmente eficaz para melhora dos sintomas vasomotores, além de ser uma terapia também muito utilizada para sintomas de ansiedade e dores crônicas. Sobre esse tema, gosto de recomendar *Desbloqueie o poder da sua mente*, de Michael Arruda, um excelente livro e best-seller nacional. A terapia cognitivo-comportamental pode oferecer alguma ajuda e é citada no consenso como uma opção que "reduz a percepção dos sintomas vasomotores como problemáticos".

Enquanto escrevo este livro, foi aprovada nos EUA uma nova classe de medicamentos, chamados de antagonistas seletivos de neurocinina B (NK3). São medicamentos específicos e muito eficazes para esse sintoma, que atuam como um tampão para impedir que os neurônios do cérebro enviem sinais exagerados de sensação de calor corporal. O Fezolinetant já foi aprovado pela FDA e um outro medicamento da mesma família, o Elinzanetant, está em fase final de estudos. No último Congresso Brasileiro de Menopausa, esse assunto já apareceu e esses medicamentos devem chegar em breve ao Brasil. Sua vantagem é a especificidade: além de ser muito eficaz, evita os efeitos colaterais dos antidepressivos. Ainda assim, a escolha deve ser sempre analisada caso a caso, pois se a paciente também apresentar sintomas de ansiedade, irritabilidade e depressão, junto aos fogachos, o antidepressivo pode ser uma opção mais completa para o tratamento dos sintomas.

Sintomas psíquicos

Sintomas como ansiedade, depressão, irritabilidade, insônia: o tratamento mais indicado são os antidepressivos. E como são condições muito prevalentes na população em geral, principalmente desde a pandemia de covid-19, muitas vezes o tratamento com esses medicamentos é necessário em conjunto com a terapia hormonal.

Opções não medicamentosas também têm um papel fundamental no tratamento dessas condições: psicoterapia, práticas de meditação, relaxamento e *mindfulness*, hipnoterapia, terapia ocupacional e higiene do sono. A atividade física regular também é extremamente importante como parte do tratamento.

Sintomas geniturinários

A chamada síndrome geniturinária, antigamente denominada atrofia urogenital, envolve os tecidos e órgãos genitais e urinários. A síndrome envolve sintomas diferentes com tratamentos diferentes.

RESSECAMENTO VAGINAL

A parede da vagina torna-se progressivamente mais fina e frágil, causando desconforto, dor e, às vezes, até sangramento durante a relação sexual. Em alguns casos, a relação torna-se insuportável para a mulher. O tratamento mais eficaz para essa condição é a terapia hormonal local com uso de estrogênios via vaginal. Diversos estudos recentes têm mostrado segurança para o uso de estrogênios por via vaginal, mesmo em situações nas quais a terapia hormonal sistêmica é contraindicada, e sem a necessidade de uso de progesterona para proteção endometrial.

Um outro tratamento moderno que já teve sua eficácia e segurança comprovadas e se popularizou nos últimos anos é a aplicação das chamadas "energias" como o laser e radiofrequência intravaginais, procedimento conhecido como "rejuvenescimento íntimo". Esses métodos geram um estímulo físico que, entre outros efeitos, estimula a regeneração do colágeno e a irrigação sanguínea, melhorando significativamente a atrofia e o ressecamento. O protocolo consiste em três sessões com intervalos de um mês, seguidas de uma sessão anual para manutenção. O custo é mais elevado, mas evita a necessidade de uso frequente de cremes vaginais, os resultados são excelentes e equiparáveis ao estrogênio vaginal.

Por fim, surgiu recentemente nas farmácias uma variedade de marcas de hidratantes vaginais, que são mais uma opção sem hormônios que pode ajudar no tratamento desses sintomas, apesar da eficácia não muito alta para os casos de maior atrofia vaginal.

INCONTINÊNCIA URINÁRIA

A incontinência urinária é um dos sintomas mais comuns entre as mulheres, especialmente naquelas que não realizaram reposição hormonal, e pode se manifestar de duas formas principais: a incontinência de esforço e a de urgência, podendo ocorrer casos de incontinência mista. De tão comum, muitas mulheres mais velhas acham que é um efeito natural do envelhecimento com o qual precisam se acostumar a conviver, e muitas começam a ter limitações do seu dia a dia ou de atividades em decorrência desses sintomas. Na incontinência de urgência, a mulher passa a reter menos urina na bexiga e subitamente sente necessidade de ir ao banheiro, podendo ocorrer escapes antes de chegar, por conta da contração involuntária do músculo da bexiga. O número de idas ao banheiro também aumenta e, muitas vezes, a mulher passa a acordar à noite. Esse quadro também é conhecido como síndrome da bexiga hiperativa.

Já a incontinência de esforço é caracterizada por escapes de urina em situações de esforço abdominal como tossir, espirrar, pular, carregar peso etc. É causada pelo enfraquecimento dos tecidos de sustentação da bexiga, o chamado assoalho pélvico, e influenciada por fatores de risco como genética, gestações e partos etc. A primeira medida recomendável para melhora desses sintomas são os exercícios de fortalecimento do assoalho pélvico. O ideal é que a mulher tenha uma avaliação e orientação de fisioterapeuta pélvica, mas depois até pode seguir fazendo os exercícios sozinha, fundamentais para manter os músculos fortalecidos. É um tratamento comprovadamente eficaz, porém, na prática, a adesão pode não ser muito boa, pois é como a musculação: se não mantiver a disciplina, o músculo enfraquece de novo.

No caso da incontinência de urgência, também conhecida como bexiga hiperativa, existem tratamentos medicamentosos bastante eficazes para melhora dos sintomas. Fármacos mais antigos como a oxibutinina, tradicionalmente prescritos para esse sintoma, são eficazes, porém causam efeitos colaterais frequentes, como boca seca e obstipação e podem ter um impacto negativo na cognição em mulheres idosas. Existem medicamentos mais modernos como a tolterodina, solifenacina e mirabegrona, com melhor perfil de tolerabilidade.

Uma segunda medida eficaz para os casos de incontinência de esforço leves a moderadas, e que também pode ajudar nos sintomas de bexiga hiperativa, são as energias citadas acima para o chamado "rejuvenescimento íntimo", realizado com laser e radiofrequência. E para mulheres com sintomas de incontinência de esforço que não melhoraram com outros tratamentos mais simples, existe a cirurgia chamada de "sling", que basicamente consiste na inserção de uma faixa de tecido sintético para "levantar a bexiga", fazendo o papel dos músculos e ligamentos que enfraqueceram. É uma cirurgia relativamente simples, segura e com baixo índice de complicações, e altamente eficaz para resolver em definitivo os escapes de urina que podem ser muito limitantes e constrangedores. Como minha especialização principal é na área de cirurgias ginecológicas minimamente invasivas, essa é uma das cirurgias que mais realizo atualmente, sempre incluindo na equipe cirúrgica uma médica com subespecialização na área de Uroginecologia.

Escaneie o QR Code e tenha acesso ao e-book *Cirurgia de incontinência urinária.*

Vida sexual

A libido feminina é complexa e sua falta é uma queixa muito comum entre mulheres, não apenas na menopausa. A primeira recomendação para mulheres com algum tipo de disfunção sexual não é a reposição de testosterona, como muitas imaginam, mas a psicoterapia especializada na área, que costuma ser um tratamento muito eficaz, embora ainda cercado por muitos tabus que afastam mulheres e casais dessa opção. Em alguns casos, a psicoterapia é indicada até para mulheres que já fazem uso de testosterona e não observam melhora, pois, sendo uma questão multifatorial, uma abordagem mais ampla e profunda da questão pode trazer melhores resultados.

Também existem recursos como os lubrificantes e hidratantes vaginais, além das terapias de rejuvenescimento íntimo, que são excelentes – muitas mulheres, mesmo em uso da terapia hormonal com estrogênio, optam por associar também esse tratamento para melhora ainda maior da sexualidade, por favorecer mais a lubrificação e também melhorar a flacidez vaginal.

Pele e cabelo

Algumas mulheres podem ter uma queda de cabelo intensa na menopausa, além do ressecamento da pele. Cuidados dermatológicos são essenciais, especialmente para as mulheres que não fazem uso da terapia hormonal. No caso do cabelo, contar com a orientação de um dermatologista especializado, o tricologista, pode ser recomendável. Suplementos, vitaminas e medicamentos como minoxidil e finasterida são opções eficazes para o tratamento da queda de cabelo, mas devem ser prescritos por profissional experiente e capacitado.

Memória e cognição

Manter-se intelectual e socialmente ativa é essencial para a saúde cerebral, especialmente durante a menopausa. O estímulo contínuo do cérebro – por meio de atividades que desafiam a mente, como aprender algo novo, praticar um instrumento musical ou estudar uma língua – é uma maneira poderosa de preservar e até fortalecer as conexões neurais.

Aprender uma nova habilidade ativa diferentes áreas do cérebro, promovendo a plasticidade neural, que é a capacidade do cérebro de reorganizar e formar novas conexões. Estudos revelam que o aprendizado constante e desafiador é um dos fatores mais eficazes na preservação da função cognitiva à medida que envelhecemos.

Interagir com outras pessoas também traz benefícios significativos para a saúde mental e cerebral, particularmente durante a menopausa, quando algumas mulheres enfrentam sentimentos de isolamento ou mudanças de humor. A troca social nos desafia a pensar, comunicar e interagir de formas que estimulam o cérebro e liberam neurotransmissores que promovem bem-estar, como dopamina e serotonina. Socializar também ajuda a combater o estresse, fator importante para a saúde cerebral, já que o estresse prolongado pode danificar neurônios e afetar a memória.

Aprender algo novo, como tocar um instrumento ou explorar uma língua diferente, não apenas desafia o cérebro, mas também promove um senso de propósito e autoconfiança, que são essenciais para o bem-estar emocional. Essa exploração criativa e o autoconhecimento podem tornar o período da menopausa um tempo de renovação e crescimento, ajudando a transformar essa fase em um momento de redescoberta. A prática de atividades que combinam estímulo físico e mental – como dança, que exige coordenação, memória e criatividade – é especialmente poderosa para a saúde cerebral. Exercícios que envolvem o corpo e a mente contribuem para a preservação da função cognitiva e do bem-estar emocional.

CAPÍTULO 9

UMA JANELA DE OPORTUNIDADE

Eu acredito que a menopausa é uma janela de oportunidade importante para revisitar diversos aspectos da vida, um momento de grande reflexão. É um período repleto de desafios e novidades, mas também propício para se aprofundar no autoconhecimento. Essa fase convida a mulher a avaliar não apenas sua saúde física e emocional, mas também seu estilo de vida como um todo. É uma chance que temos de questionar hábitos, rever prioridades e alinhar escolhas com aquilo que realmente importa. Alimentação, atividade física, gerenciamento do estresse, relacionamentos e até mesmo o propósito de vida ganham um novo significado quando vistos sob a ótica da menopausa, um marco de transição e renovação. É um chamado para abraçar não apenas os desafios, mas também as oportunidades que essa fase traz, com coragem e determinação para construir uma nova versão de si mesma. Até porque, mais cedo ou mais tarde, é uma fase que toda mulher terá que atravessar.

Antes de qualquer grande transformação no estilo de vida, é essencial tratar o impacto direto que a queda na produção hormonal causa na saúde e no bem-estar. Esse tratamento deve ser conduzido de maneira adequada, com a terapia de reposição hormonal, que alivia os sintomas e permite à mulher retomar sua vitalidade, mas é importante esclarecer que nenhum hormônio, por mais eficaz que seja, pode "consertar" um estilo de vida ruim.

A terapia de reposição hormonal é uma ferramenta poderosa, mas ela precisa estar integrada a um compromisso maior com a saúde, envolvendo escolhas conscientes e sustentáveis, como uma alimentação equilibrada, prática regular de atividade física, gestão do estresse e cuidado emocional. Portanto, o caminho para uma vida plena durante e após a menopausa é construído em etapas:

primeiro, tratar os sintomas que impedem a mulher de se sentir bem; depois, criar uma base sólida com hábitos que promovam saúde a longo prazo.

É fundamental identificar qual é a porta de entrada, ou seja, por onde começar a abordar as necessidades dessa mulher. Cada uma está em um momento diferente da vida, enfrentando desafios específicos, e é importante compreender qual esfera pode ser trabalhada primeiro. Às vezes, a mudança precisa ser gradual, um passo de cada vez, respeitando o ritmo e as possibilidades de cada mulher.

Essa abordagem personalizada permite que o processo de transformação seja mais acolhedor e eficaz. Ao focar em pequenas mudanças, seja no alívio dos sintomas, na melhoria de hábitos ou no fortalecimento emocional, criamos uma base sólida para que outras esferas da vida também possam ser ajustadas a seu tempo. O importante é começar, mesmo que de maneira pontual, para que a mulher perceba que é possível melhorar e retomar o controle sobre sua saúde e bem-estar.

Por isso, gosto de utilizar como referência o conceito dos "oito pilares", baseado em um estudo publicado em 2022 na *Circulation*, uma revista cardiológica de grande prestígio. Esses pilares servem como base para o tratamento de condições que acompanham a pessoa ao longo da vida, como obesidade, diabetes, hipertensão, menopausa, entre outras. Eles fornecem uma abordagem abrangente e estruturada para promover saúde e bem-estar de maneira sustentável. São eles: dieta saudável, exercício físico, não fumar, sono adequado, peso corporal, colesterol, pressão arterial e glicemia.

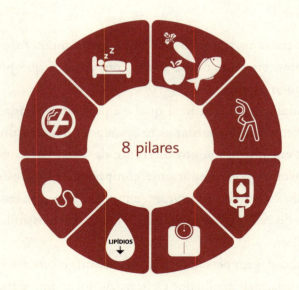

Não se pode apostar todas as fichas na reposição hormonal sem construir uma base sólida para sustentá-la. Isso significa criar hábitos integrados e saudáveis, fundamentados nos oito pilares essenciais. Em cada consulta com mulheres na menopausa, especialmente aquelas que estão iniciando a terapia de reposição hormonal, é fundamental revisar outros hábitos.

É compreensível que, no início, a mulher esteja muito cansada, desmotivada ou dormindo mal, o que pode dificultar a implementação dessas mudanças. No entanto, à medida que a terapia de reposição hormonal começa a fazer efeito, torna-se essencial revisitar e trabalhar esses aspectos.

CONTROLE DO PESO E MENOPAUSA

Durante a menopausa, mudar ou manter hábitos saudáveis pode ser especialmente desafiador devido ao impacto da queda de estrogênio no cérebro. O estrogênio desempenha um papel crucial no funcionamento do hipotálamo, uma região do cérebro que atua como um "termostato" interno para regular o apetite.

Com a queda do estrogênio durante a menopausa, esse equilíbrio é alterado. O sensor do apetite no hipotálamo torna-se mais ativo, aumentando a sensação de fome e o desejo por alimentos específicos, especialmente aqueles mais calóricos ou saborosos. Isso é uma resposta fisiológica, com base científica comprovada, e não uma questão de "falta de controle" da mulher.

Além disso, a queda do estrogênio também provoca alterações nos neurônios do hipotálamo que regulam a composição corporal. Essa mudança faz com que o corpo tenha uma maior tendência a acumular gordura na região abdominal, conhecida como gordura visceral. Essa gordura visceral é diferente de outros tipos de gordura no corpo, como a subcutânea. Ela é gordura pior, que inflama todo o corpo e aumenta o risco de doenças cardiovasculares. Como resultado, além de enfrentarem um aumento do apetite, muitas mulheres percebem mudanças na forma do corpo, com mais dificuldade para manter a silhueta. É bastante comum, também, que as mulheres percam massa muscular nas pernas, algo que já é uma tendência natural do envelhecimento, mas que se intensifica significativamente na perimenopausa e na menopausa. Não é raro ouvir relatos de pacientes que dizem: "parece que estou ficando quadrada".

Esse é um contexto de muitas variáveis: as mulheres têm um menor *drive* para fazer atividade física, então, elas têm uma menor motivação, uma menor energia vital para o exercício como se ficassem mais preguiçosas. Mas tudo isso ocorre pela falta de hormônio. É realmente algo fisiológico e não "estresse" ou "algo da cabeça".

E a obesidade?

Outro fator complexo e um ponto de atenção é o ciclo vicioso que pode ser formado entre obesidade e menopausa. Mulheres com obesidade tendem a apresentar mais sintomas de menopausa, como os fogachos; assim como têm aumentados os riscos de câncer de mama e de útero, enquanto a menopausa não tratada aumenta as chances de ganho de peso e gordura abdominal. Um estudo realizado pelo Hospital das Clínicas de São Paulo que analisou 5.270 mulheres brasileiras na pós-menopausa revelou que 68% dessas mulheres estavam acima do peso. Isso significa que quase sete em cada dez mulheres enfrentam desafios relacionados ao peso nessa fase da vida.

As mulheres que já entram na menopausa com obesidade enfrentam riscos ainda maiores, e aquelas que não estavam acima do peso podem ganhar massa devido às mudanças metabólicas relacionadas à queda hormonal. A terapia de reposição hormonal não só diminui a probabilidade de ganho de peso, mas também previne a redistribuição da gordura corporal, que é comum durante a menopausa. Muitas vezes, o peso pode até permanecer o mesmo, mas a mulher perde massa muscular e ganha gordura visceral, o que é mais prejudicial. A reposição hormonal pode interromper esse processo, além de reduzir o risco de diabetes e outras complicações metabólicas.

A TRH não emagrece, mas com ela é possível reequilibrar o metabolismo e retornar ao padrão basal da mulher antes das alterações hormonais. É importante lembrar que de 50% a 70% do peso corporal é determinado geneticamente, mas isso não significa que o DNA deva definir o destino. Fatores ambientais e comportamentais, como insônia, estresse, alimentação e o uso da comida como forma de lidar com emoções negativas também influenciam muito.

Até mesmo as bactérias do intestino desempenham um papel na modulação do peso.

Para mulheres com predisposição genética à obesidade, a mensagem principal é: embora a genética seja um ponto de partida, ela não determina o resultado final. Com orientação adequada, mudanças no estilo de vida e, quando necessário, reposição hormonal, é possível controlar esses fatores e promover uma vida mais saudável e equilibrada.

Essas alterações são reais e têm base fisiológica. Reconhecê-las é o primeiro passo para abordar esses desafios com empatia e estratégias adequadas, que combinem terapia de reposição hormonal, mudanças graduais no estilo de vida e apoio médico especializado em várias frentes. Com nossas escolhas, conhecimento e empoderamento, é possível superar a influência da genética. É por isso que o conhecimento é uma ferramenta poderosa.

ENVELHECIMENTO x AMADURECIMENTO

Eu acredito que a única vantagem de envelhecer é amadurecer. Para mim, envelhecer é uma espécie de licença poética para a gente ser exatamente quem é. Porém, a mulher chega nessa fase – no auge do empoderamento e da maturidade – e a sensação é de que a "gasolina hormonal" está acabando. É como se o carro tivesse entrado na reserva e não se sabe quanto tempo ainda vai durar, pois é assim que ocorre: quando uma mulher entra na perimenopausa, não se sabe quanto tempo os sintomas vão ficar batendo na porta até a menstruação parar de vez. Por isso, é muito importante começar a tratar o quanto antes para que a gasolina não acabe e, muito menos, que o motor estrague.

E isso também é importante para mulheres que não sentem absolutamente nada relacionado a menopausa, algo em torno de 20% delas, pois há os sintomas invisíveis, que são a perda de massa óssea, o aumento do risco cardiovascular, entre outros. Mas as mudanças invisíveis acontecem no corpo de toda mulher e essa mulher merece pelo menos ter conhecimento desse contexto para que ela coloque na balança os riscos e, dessa forma, que possa escolher junto do seu médico o melhor caminho.

Vamos, então, entender melhor os oito pilares de um estilo de vida equilibrado e saudável, que formam a base da saúde cardiovascular e têm um impacto direto na prevenção de doenças crônicas, na longevidade e na qualidade de vida.

Sono adequado

Na menopausa, a diminuição do estrogênio – um hormônio crucial para a regulação do ciclo do sono – afeta diretamente a qualidade do descanso. Muitas mulheres enfrentam dificuldade para adormecer, sono mais leve, além de despertar várias vezes durante a noite (às vezes, devido aos fogachos). O tempo total de sono também é reduzido, pois elas tendem a acordar mais cedo. Essas alterações no sono podem ocorrer em todas as fases da menopausa, trazendo impactos significativos para o bem-estar.

Uma noite de sono inadequada tem efeitos hormonais importantes no dia seguinte. Há um aumento do hormônio da fome, chamado grelina, e uma diminuição do hormônio da saciedade, a leptina. Esse desequilíbrio hormonal contribui para o aumento do apetite e o risco de ganho de peso. O sono, portanto, está diretamente entrelaçado com o equilíbrio hormonal que regula a fome e a saciedade. Quando o ciclo de sono é interrompido, ocorre um desbalanço hormonal que favorece o aumento da fome e reduz a sensação de saciedade.

Além disso, a mulher que não dorme bem geralmente acorda cansada e fatigada, o que reduz sua disposição para praticar atividade física. Em busca de energia para enfrentar o dia, muitas vezes ela recorre a alimentos ricos em carboidratos, que podem contribuir ainda mais para o ganho de peso. Esse ciclo entre sono interrompido, desequilíbrio hormonal e escolhas alimentares ruins destaca a importância de tratar os distúrbios do sono na menopausa como parte de uma abordagem abrangente para a saúde e qualidade de vida.

Exercício físico

A diminuição e a falta de estrogênio durante a menopausa também afetam o metabolismo de maneira significativa. O estrogênio atua no hipotálamo, especialmente nos neurônios SF1, que desempenham um papel crucial na manutenção de um metabolismo acelerado. Com a redução desse hormônio, o metabolismo da mulher torna-se mais lento, o que significa que ela passa a queimar menos calorias diariamente.

Além disso, a falta de estrogênio impacta diretamente a energia vital. Essa sensação de fadiga é um reflexo da redução da vontade para pequenos movimentos ao longo do dia.

Um ponto absolutamente essencial é que a atividade física durante o climatério deve incluir exercícios musculares. Para mulheres acima de 40 anos, exercícios resistidos, como musculação, pilates ou treino funcional, são indispensáveis. Esse tipo de treino ajuda a preservar a massa muscular, funcionando como uma "poupança muscular" para o envelhecimento, semelhante à ideia de poupar dinheiro para o futuro. Idealmente, essa construção muscular deveria começar aos 20 anos, mas nunca é tarde para começar a investir na preservação da massa magra.

O envelhecimento, por si só, já provoca perda de massa magra em homens e mulheres, mas na menopausa esse processo é ainda mais acelerado. Não se trata apenas de ganhar músculos, mas de evitar a perda natural que ocorre com o tempo, garantindo mais força e funcionalidade ao longo dos anos.

A Organização Mundial da Saúde (OMS) recomenda pelo menos cento e cinquenta minutos (duas horas e meia) de atividade física por semana. Para as mulheres na menopausa, é especialmente importante que a maior parte desse tempo seja dedicada a exercícios de resistência. Isso significa incluir, no mínimo, duas sessões semanais de atividades físicas resistidas, como musculação, pilates ou treino funcional.

Dieta saudável e peso corporal

É essencial criar ou manter o hábito de uma dieta rica em proteínas durante a menopausa. Uma outra máxima da alimentação saudável é: descasque mais e desembale menos. Isso significa reduzir o consumo de ultraprocessados, que são produtos inflamatórios associados ao aumento do risco de diabetes e acúmulo de gordura abdominal. O foco deve ser em comida de verdade, como as que as nossas avós preparavam em casa.

Para garantir a quantidade adequada de proteínas na dieta, é necessário avaliar o consumo diário. O ideal é consumir entre 1,2 e 1,5 gramas de proteína por quilo de peso corporal. Para isso, pode ser útil manter um diário alimentar para verificar se essas metas estão sendo atingidas. Caso contrário, pode ser necessário considerar a suplementação, principalmente para mulheres vegetarianas ou veganas. Incorporar essas mudanças à dieta é fundamental para preservar a massa muscular, promover a saúde geral e prevenir complicações associadas ao envelhecimento.

O aumento de peso está diretamente relacionado ao aumento do risco de vários tipos de câncer. Estudos recentes revelam que, a cada aumento de 5 quilos, aumenta-se o risco de câncer de endométrio em 39%; do câncer de mama em 20%; do câncer de ovário em 13%; e do câncer colorretal em 4%.

Glicemia

Após a menopausa, as mudanças hormonais e metabólicas aumentam o risco de desenvolver diabetes. O estrogênio ajuda a manter o equilíbrio da glicose no sangue e favorece o funcionamento saudável das células do pâncreas que produzem insulina. Com a queda do estrogênio e o aumento da gordura abdominal, o corpo pode se tornar mais resistente e as células não conseguem usar o açúcar do sangue de um jeito eficiente, levando a aumento dos níveis glicêmicos. A perda de massa muscular também contribui para isso: os músculos ajudam a usar o açúcar no sangue como energia, portanto menos músculos causam maior dificuldade em manter os níveis de açúcar equilibrados.

Colesterol

O controle dos níveis de colesterol é fundamental para a longevidade saudável e prevenção das doenças cardiovasculares. É importante esclarecer que existem basicamente dois tipos: o colesterol "bom", HDL, e o colesterol "ruim", formado por LDL e VLDL. O LDL e o VLDL contribuem para a formação de placas que aumentam o risco de aterosclerose, infarto e derrame. Por isso, quando falamos em colesterol, é importante avaliar a fração do colesterol "não HDL", ou seja, a parte ruim dele. Para o HDL, quanto maiores os seus níveis, melhor.

Pressão arterial

A manutenção de níveis adequados de pressão arterial é fundamental para a saúde, especialmente durante a menopausa. Assim como a diabetes, a hipertensão também é uma condição que não apresenta sintomas perceptíveis – elas não se sentem, mas se medem. Por isso, é essencial realizar regularmente a aferição da pressão arterial, além de monitorar a glicemia e os níveis de colesterol. Manter esses parâmetros sob controle é um passo importante para garantir qualidade de vida e prevenir complicações a longo prazo.

Não fumar

Sabe-se que o cigarro é um grande vilão para a saúde cardiovascular, e eu acredito que a menopausa é uma ótima janela de oportunidade para conversar sobre estratégias para parar de fumar. Mas é preciso saber abordar o assunto e avaliar o grau de motivação da mulher naquele momento, caso contrário todas as orientações podem ser em vão. Parar de fumar não é nada fácil e exige uma energia que muitas vezes a mulher na menopausa não tem, e pode ser uma estratégia mais assertiva primeiro ajustar a terapia hormonal, melhorar o bem-estar geral, ganhar a confiança da paciente e deixar para abordar o tema do cigarro num momento mais oportuno para acompanhamento. A pior opção é a pessoa de repente decidir largar o cigarro, sem um acompanhamento especializado para isso – até pode dar certo em alguns casos, mas as taxas de recaída são altíssimas. Por isso, é recomendável que se procure um profissional para acompanhamento da chamada cessação do tabagismo, geralmente clínicos, pneumologistas e cardiologistas são os médicos treinados para isso.

OUTROS PILARES IMPORTANTES

Senso de comunidade
Muitas mulheres na faixa dos 40 e 50 anos, incluindo influenciadoras e celebridades, têm trazido o tema da menopausa para o centro das conversas, criando um senso de comunidade em torno do assunto. Elas estão fomentando um espaço onde mulheres podem se apoiar, compartilhar experiências, dividir dores, buscar soluções e até mesmo rir dos perrengues desse período. Essa conscientização traz um elemento transformador: a mulher percebe que, com o conhecimento certo e as ferramentas adequadas, existe um caminho para atravessar a menopausa com mais qualidade de vida, mostrando que, mesmo diante dos desafios, há soluções e oportunidades para viver essa fase de maneira plena.

Controle de estresse
Aprender a manejar e gerenciar o estresse é essencial, especialmente durante a menopausa, quando as mudanças hormonais podem amplificar os desafios emocionais e físicos. Um conceito muito interessante que gosto de ensinar às minhas pacientes é o de *mindfulness*, que significa estar plenamente presente no momento. Seja qual for a atividade – trabalhar, caminhar, conversar ou simplesmente respirar –, o importante é estar completamente presente no que se está fazendo.

Há estudos muito relevantes que mostram o impacto positivo da meditação no manejo do estresse. Um deles compara os benefícios da meditação e do autoconhecimento com os efeitos de um medicamento ansiolítico e antidepressivo amplamente utilizado. Os resultados indicam que a meditação pode ser uma arma poderosa e eficaz para ajudar as mulheres a atravessar essa fase de maneira mais equilibrada e saudável, promovendo não apenas o bem-estar emocional, mas também uma conexão mais profunda consigo mesmas.

# CAPÍTULO 10

FITOTERÁPICOS, VITAMINAS E SUPLEMENTOS: POSSIBILIDADES E PONTOS DE ATENÇÃO

Existe uma grande variedade de suplementos, vitaminas, sais minerais e outros produtos vendidos como possíveis soluções para os sintomas da menopausa. Especialmente nos últimos anos, com as mulheres cada vez mais conscientes dos sintomas e buscando por soluções, o número de produtos como esses teve um aumento exponencial, principalmente por terem um apelo de serem tratamentos "naturais", derivados de plantas e que não necessitam de prescrição médica. Folhas de amora, soja, feno-grego, óleo de prímula, erva-de-são-cristóvão e erva-de-são-joão são alguns dos mais conhecidos. Neste capítulo vou explicar sobre o possível papel desses produtos para mulheres na menopausa, qual a comprovação existente da sua eficácia, e também sobre os outros suplementos que já têm uma importância comprovada por outros benefícios não relacionados ao alívio de sintomas, como é o caso da creatina.

Para compreender como a ciência comprova ou não a eficácia de um determinado tratamento ou medicamento, é preciso explicar o que é o efeito placebo. O placebo é uma substância ou tratamento que parece ser um medicamento real, mas não contém nenhum ingrediente ativo que trate a condição em questão, é a conhecida "pílula de farinha". Ele é sempre utilizado em ensaios clínicos para testar a eficácia de novos medicamentos. Nos estudos, os participantes geralmente são divididos em dois grupos: um recebe o medicamento em teste e, o outro, o placebo. Idealmente, nem os pacientes nem os pesquisadores devem saber quem está recebendo o quê, para garantir que os resultados sejam imparciais – esse é o modelo de estudo chamado "duplo-cego", que resulta em dados de maior confiabilidade.

Curiosamente, sempre há um certo número de pessoas que receberam o placebo e relatam melhora nos sintomas. Isso pode acontecer por várias razões: o simples fato de acreditar que estão sendo tratadas pode desencadear respostas do corpo, como a liberação de substâncias químicas no cérebro que aliviam a dor ou melhoram o bem-estar. Além disso, outros fatores, como a atenção recebida durante o estudo ou a expectativa de melhora, podem influenciar o resultado. Esse fenômeno, chamado de "efeito placebo", mostra o quanto a mente e o corpo estão conectados na percepção de saúde e doença.

Portanto, para comprovar que um medicamento é de fato eficaz, são necessários estudos que mostrem uma verdadeira superioridade do medicamento testado em relação à melhora obtida no grupo que recebeu o placebo. Como geralmente existem vários possíveis fatores que influenciam no resultado, é necessária uma devida análise estatística eliminando possíveis variáveis de confusão – por isso tais estudos são complexos, caros, precisam ter uma metodologia bem desenhada e os resultados de diferentes estudos sobre um mesmo assunto podem ser divergentes.

Para a maioria dos produtos naturais e fitoterápicos propostos para tratamento da menopausa, os estudos existentes são pequenos e de baixa qualidade metodológica, não permitindo tirar conclusões muito confiáveis. Alguns desses produtos já foram melhor estudados, mas apresentaram uma pequena taxa de eficácia, equivalente ao grupo placebo, o que leva à conclusão de que não são verdadeiramente eficazes. Para deixar isso mais claro, vou usar um exemplo: imagine um novo produto à base de folhas de amora para tratamento dos fogachos da menopausa. Algumas mulheres podem ter uma melhora significativa dos sintomas com ele, enquanto para outras pode não ocorrer efeito algum. Sabemos que nem tudo funciona para todos, a biologia dos organismos é complexa e a reação a uma determinada substância ou medicamento pode variar consideravelmente. Mas se uma parte das pessoas melhora mesmo usando placebo, como saber então se a melhora observada naquele grupo de mulheres que usaram o medicamento se deveu ao real efeito dele?

E aí está então o problema de boa parte dos medicamentos fitoterápicos vendidos para o tratamento da menopausa: na maioria dos estudos se observa um percentual de mulheres para as quais o medicamento foi eficaz, só que esse percentual é igual à melhora obtida no grupo placebo. E é por isso que dizemos tecnicamente que existem poucas ou não existem evidências científicas da eficácia desses produtos. Há mais um ponto fundamental em jogo: além da eficácia, é necessário comprovar a segurança, garantindo que o medicamento ou tratamento não cause efeitos adversos ou riscos significativos pelo seu uso. E da mesma forma, a segurança da maior parte desses produtos de origem "natural" não foi devidamente estudada e comprovada, pois o fato de serem naturais não os isenta de apresentar possíveis riscos, já que plantas e ervas também têm princípios ativos que podem causar efeitos colaterais ou interagir com outros medicamentos. Sabemos, por exemplo, que alguns fitoterápicos tradicionalmente usados para aliviar sintomas da menopausa têm um efeito no organismo equivalente ao hormônio e ativam, ainda que fracamente, os receptores de estrogênio – tendo portanto as mesmas contraindicações.

A falta de evidências consistentes da eficácia e segurança da maioria desses produtos absolutamente não significa que não possam ser utilizados – pelos mesmos motivos que já expliquei detalhadamente no capítulo sobre os implantes hormonais, cuja situação atual se assemelha em parte. Sei que muitas pessoas gostam da ideia de "evitar remédios" e preferem opções mais "naturais", podendo facilmente ser seduzidas pela ideia de passar pela menopausa usando somente tratamentos naturais e "sem hormônios". Sobre isso, há alguns pontos fundamentais a considerar.

O primeiro é que viver por tantos anos depois da menopausa já não é nada natural, mas algo muito recente na história da humanidade – não ocorria durante mais de 99% do tempo de existência do ser humano. Segundo, a maioria desses produtos tendem a ser tratamentos majoritariamente inúteis: para a maioria das mulheres, a eficácia dessas substâncias tende a ser baixa ou ausente, e em grande parte atribuível ao efeito placebo. Terceiro, a terapia hormonal moderna utiliza prioritariamente hormônios "bioidênticos", que, como já discutimos, são essencialmente naturais – têm estrutura molecular idêntica aos hormônios do organismo e diferem das versões sintéticas que eram utilizadas no passado. E por último e mais importante: a promoção de tratamentos "sem hormônios", muito usada pela indústria de suplementos e fitoterápicos para aumentar o apelo de venda desses produtos, é nociva porque reforça aquela ideia errônea e ultrapassada de que "hormônios fazem mal", e desvia o foco da terapia comprovadamente eficaz para alívio dos sintomas e muito benéfica para a prevenção de doenças e para a longevidade com mais qualidade de vida.

Outro problema sobre esse tema é a falta de regulação e fiscalização no mercado de suplementos, vitaminas, fitoterápicos e afins. Alguém pode inventar um determinado "suplemento para menopausa", colocá-lo numa embalagem atraente e promover ações persuasivas de marketing sem grande necessidade de estudos ou comprovações daquela substância. Ao contrário dos medicamentos tradicionais, esses produtos não passam por um rigoroso controle de qualidade e fiscalização pela Anvisa, abrindo espaço para fraudes e adulterações. Em 2018, a Associação Brasileira de Defesa do Consumidor (ProTeste) realizou testes com trinta marcas de *whey protein*, constatando que em várias delas havia concentração de nutrientes muito diferentes das informações nutricionais, como menos proteínas e mais carboidrato, que chegou até a 114% superior à informação da embalagem. Em 2024, uma pesquisa da Abenutri com diversas marcas de creatina resultou em várias delas reprovadas, sendo que dez marcas, fabricadas por quatro empresas, não continham nenhum grama de creatina no produto! Como essas avaliações são muito pontuais, existe uma margem considerável para venda de produtos de baixíssima qualidade e adulterados. Com base nesses testes de *whey protein* e creatina, imagine o que não ocorre com a infinidade de marcas de suplementos e produtos "naturais" sendo vendidos por aí.

Mas apesar de todas essas questões, existem alguns fitoterápicos que já foram mais bem estudados e podem ajudar no alívio de sintomas para algumas mulheres, principalmente aquelas que de fato têm contraindicações para o uso da terapia hormonal convencional. Sei que há médicos que têm maior identificação com essa linha de tratamentos "naturais", são adeptos e se aprofundam no estudo da fitoterapia e relatam que em sua prática obtêm resultados melhores do que a pouca eficácia verificada nos estudos. Eu, particularmente, não recomendo e não tenho experiência prática com a prescrição de fitoterápicos, mas compreendo que existe um espaço para essas terapias alternativas para algumas mulheres e resumi algumas informações sobre os principais produtos disponíveis no mercado.

FITOTERÁPICOS

Fitoestrogênios

Os fitoestrogênios são substâncias de origem vegetal, encontradas principalmente na soja, cereais e algumas ervas, que exercem uma ação semelhante ao estrogênio no organismo, porém de maneira mais fraca. Existem diferentes tipos de fitoestrogênios, e alguns deles podem oferecer uma certa melhora nos sintomas da menopausa. Entretanto, é importante ressaltar que, por estimularem os receptores de estrogênio, essas substâncias também apresentam restrições. Mulheres com contraindicações, como histórico de câncer de mama, não devem utilizá-los.

Erva-de-são-joão

A erva-de-são-joão (*Hypericum perforatum*) é um dos fitoterápicos mais estudados, com comprovação de eficácia principalmente no alívio de sintomas psíquicos, como ansiedade, depressão e insônia. Ao contrário de outras ervas, ela não possui ação hormonal, funcionando de maneira semelhante aos medicamentos antidepressivos. Por isso, pode ser considerada uma alternativa para mulheres que buscam uma abordagem mais natural. No entanto, é importante ter cautela, pois a planta também pode interagir com diversos medicamentos.

Erva-de-são-cristóvão (Black cohosh)

A erva-de-são-cristóvão, ou Black Cohosh, (*Cimicifuga racemosa*) é uma das plantas mais estudadas para o tratamento dos sintomas da menopausa. Há alguma evidência de eficácia principalmente para melhora dos fogachos. Além disso, pode ser utilizada eventualmente para aliviar sintomas pré-menstruais e também apresenta algum efeito positivo no sono e em sintomas depressivos.

Rhodiola

A *rhodiola rosea* é uma erva que, segundo alguns estudos, pode ter efeitos benéficos sobre o metabolismo, ajudando a equilibrar os níveis de cortisol (hormônio do estresse) e a regular a insulina e a glicose no sangue. Em linhas gerais, ela parece apresentar um potencial efeito positivo no metabolismo.

Valeriana

A *valeriana officinalis* é um fitoterápico amplamente utilizado como relaxante e para melhorar a qualidade do sono. Muitas vezes, é combinada com passiflora (derivada do maracujá) e pode ter um efeito benéfico no sono de mulheres na menopausa.

Óleo de prímula

O óleo de prímula, extraído das sementes de uma planta (*Oenothera biennis*), é rico em ácidos graxos poli-insaturados – considerados "gorduras boas". Ele costuma ser empregado para aliviar sintomas menstruais ou pré-menstruais, incluindo a sensibilidade mamária. Além disso, embora não haja comprovação científica sólida, há relatos de que o óleo de prímula possa ajudar a amenizar os fogachos durante a menopausa.

Dong quai (Angélica chinesa)

A dong quai (*Angelica sinensis*) é uma planta utilizada há muitos anos na medicina tradicional chinesa, principalmente para aliviar cólicas e irregularidades menstruais. Embora também seja proposta para amenizar ondas de calor na menopausa, esse efeito ainda não foi comprovado.

Ginseng e maca peruana

A maca peruana (*Lepidium meyenii*), também conhecida como "ginseng peruano", é uma raiz que apresenta efeitos semelhantes aos da testosterona, podendo ajudar a melhorar a libido e a resposta sexual. De modo geral, há uma evidência moderada da eficácia dessa raiz. Alguns estudos sugerem que ela pode atenuar sintomas depressivos e de desânimo em mulheres na menopausa, porém não há evidências de eficácia nos sintomas vasomotores, como as ondas de calor.

Tribulus terrestris

O *Tribulus terrestris* também é frequentemente indicado para melhorar a sexualidade, apresentando uma ação semelhante a de alguns derivados androgênicos fracos, como o DHEA. Por vezes chamado de "viagra natural", é utilizado para melhorar a função sexual em homens e pode auxiliar mulheres, mas também tem comprovação de eficácia limitada.

▌VITAMINAS E SUPLEMENTOS

Algumas vitaminas e suplementos são importantes como adjuvantes, mesmo em mulheres que já estejam em terapia hormonal adequada, apresentando um grau mais consistente de comprovação científica. Fiz, também, uma lista das mais importantes para compartilhar com você.

Creatina

A suplementação de creatina em mulheres na pós-menopausa tem sido objeto de diversos estudos, apresentando evidências de benefícios em várias áreas da saúde. Pesquisas indicam que a creatina melhora a função muscular e aumenta a massa magra, principalmente quando combinada com treinamento de resistência. Além disso, há indícios mais recentes de que a creatina possa exercer efeitos positivos no humor e na cognição, possivelmente ajudando a restaurar os níveis de energia no cérebro, o que pode ser especialmente vantajoso durante e após a menopausa.

A suplementação de creatina também foi associada a melhorias no desempenho muscular em mulheres mais velhas, tornando-as mais fortes e contribuindo para evitar a sarcopenia, perda de massa muscular que ocorre naturalmente com o envelhecimento. Embora ainda sejam necessárias mais pesquisas para confirmar e detalhar esses efeitos, o uso de creatina já é bem estabelecido para ajudar na manutenção da saúde e na qualidade de vida das mulheres nessa fase da vida. E vale destacar que o efeito da creatina para a função de ganho muscular é potencializado por uma dieta rica em proteínas ou a suplementação de proteínas, como o *whey protein*.

Cálcio e vitamina D

Cálcio e vitamina D são recomendados para praticamente todas as mulheres na pós-menopausa, pois a necessidade de cálcio para manter a saúde dos ossos é elevada, e é difícil obter a quantidade ideal apenas pela alimentação. Há diversas opções de suplementos que combinam cálcio e vitamina D, sendo esta última essencial para a absorção do cálcio no intestino. Embora presente em alguns alimentos, a principal fonte de vitamina D é a exposição da pele ao sol. A deficiência desse nutriente é bastante comum e as necessidades em mulheres na pós-menopausa ainda são maiores do que na população em geral.

Diferentemente da vitamina D, que pode ser dosada de maneira fidedigna, o cálcio dosado no sangue não reflete se as necessidades de cálcio estão sendo atendidas, sendo necessário garantir a ingestão suficiente de cálcio pela alimentação ou suplementação. É importante que as mulheres nessa fase da vida prestem atenção à ingestão de cálcio e contem com uma avaliação individualizada. Sempre que possível, recomendo uma consulta com um nutricionista para ajudar a adequar a dieta, garantindo a ingestão adequada de cálcio e atendendo às necessidades nutricionais específicas da pós-menopausa.

Magnésio

O magnésio é um mineral essencial para o organismo, e entre suas principais funções está o funcionamento adequado dos músculos, além de influenciar positivamente a qualidade do sono. Embora ainda não haja estudos robustos, muitas mulheres relatam melhora do sono ao tomar suplementos de magnésio à noite. Além disso, o magnésio pode auxiliar no funcionamento do intestino, ajudando a aliviar a constipação – um sintoma comum entre mulheres em geral, e ainda mais depois da menopausa.

Ômega-3

A suplementação de ácidos graxos ômega-3 durante a menopausa pode trazer diversos benefícios. Em primeiro lugar, podem melhorar o perfil lipídico em mulheres pós-menopáusicas, auxiliando na saúde cardiovascular. Além disso, há indícios de que esses ácidos graxos tenham efeitos positivos sobre o bem-estar emocional e cognitivo durante a transição menopáusica, podendo contribuir para o alívio de sintomas depressivos. Embora os resultados sobre ansiedade e cognição sejam mais consistentes em estudos com animais do que com humanos o potencial é promissor.

No que se refere aos sintomas vasomotores, como ondas de calor e suores noturnos, a suplementação com ômega-3 mostrou-se eficaz na redução da frequência e severidade dos suores noturnos. Também existem evidências de que os ômega-3 podem melhorar a função endotelial e reduzir o estresse oxidativo, o que beneficia a saúde cardiovascular das mulheres nessa fase da vida. Esse efeito pode ser ainda mais significativo quando os ácidos graxos ômega-3 são associados a exercícios de resistência.

Probióticos

O uso de probióticos tem sido objeto de crescente interesse nos últimos anos devido aos seus potenciais benefícios para a saúde, muito além do efeito principal e mais conhecido, de favorecer a função intestinal. Os probióticos mostram potencial promissor em várias áreas da saúde feminina, incluindo as mulheres na menopausa, porém mais estudos ainda são necessários para estabelecer protocolos de uso e confirmar seus efeitos no organismo. Já existem alguns estudos indicando até que o uso de probióticos pode aumentar a densidade mineral óssea em mulheres pós-menopáusicas com osteopenia.

Outro benefício ocorre na saúde vaginal, pois a suplementação com probióticos contribui para restaurar a microbiota local, elevando a quantidade de lactobacilos, o que pode ajudar a aliviar alguns dos sintomas vaginais típicos da menopausa. Também já há evidências de efeitos positivos na função vascular e na redução da rigidez arterial em mulheres pós-menopáusicas com obesidade, o que pode auxiliar na diminuição do risco cardiovascular. A suplementação com probióticos também parece influenciar o equilíbrio hormonal, refletido em mudanças nos níveis do hormônio folículo-estimulante (FSH).

Fibras

A ingestão adequada de fibras é importante para todos os indivíduos por diversas razões, conforme já foi comprovado em vários estudos científicos. As diretrizes dietéticas geralmente recomendam uma ingestão diária de fibras de cerca de 25 g para mulheres e 38 g para homens, com variações dependendo da idade e do nível de atividade física. Para mulheres na menopausa, a ingestão adequada de fibras pode ter ainda mais importância. Estudos indicam que seu consumo está associado a um menor risco de síndrome metabólica, especialmente em mulheres pós-menopáusicas com obesidade e perfis metabólicos não saudáveis. A fibra dietética pode ajudar a melhorar o perfil lipídico, reduzindo os níveis de colesterol total e LDL, o que é particularmente relevante para mulheres na menopausa, que enfrentam um risco aumentado de doenças cardiovasculares.

Além disso, a ingestão de fibras pode ter um papel na regulação do peso corporal. Um aumento na ingestão de fibras está associado a uma redução no peso e na gordura corporal, o que pode ser benéfico para mulheres na menopausa que frequentemente experimentam alterações no metabolismo e na composição corporal.

Vitamina E

A suplementação de vitamina E em mulheres na menopausa tem sido estudada por seus potenciais benefícios em aliviar sintomas associados a essa fase da vida. A literatura médica sugere que a vitamina E pode ter efeitos benéficos em várias áreas: redução dos fogachos, melhora de distúrbios de humor associados como ansiedade e depressão, redução da insônia e melhora na qualidade do sono, um possível efeito preventivo na perda óssea em mulheres com osteopenia e na melhora dos sintomas de atrofia vaginal. Embora a vitamina E possa oferecer alguns benefícios, é importante notar que os efeitos são geralmente modestos e mais estudos de alta qualidade são necessários para confirmar esses achados e estabelecer diretrizes claras para seu uso na menopausa.

Complexo B

As vitaminas do complexo B desempenham funções importantes no organismo, especialmente no que diz respeito à função cerebral e à cognição, além de contribuírem para a produção de hormônios e a saúde cardiovascular. Mulheres com dietas restritivas em proteínas de origem animal muitas vezes precisam suplementar vitamina B12. Embora as evidências científicas ainda não sejam conclusivas, alguns estudos sugerem que a suplementação com vitaminas do complexo B possa auxiliar na melhora de sintomas como os fogachos, bem como apoiar o desempenho cognitivo e reduzir o estresse.

Melatonina

A melatonina é um hormônio produzido pela glândula pineal, no cérebro, e diretamente relacionado ao sono. Já existem diversas evidências de que suplementos de melatonina podem auxiliar na indução e na melhoria da qualidade do sono. Recentemente, esses suplementos começaram a ser comercializados também no Brasil, tornando-se uma opção para quem busca aprimorar o descanso noturno. Apesar do fácil acesso atualmente e da eficácia comprovada para melhora do sono, vale lembrar que para mulheres na menopausa com insônia, a terapia hormonal ainda é a primeira e mais eficaz opção de tratamento.

CAPÍTULO 11

PREPARANDO-SE PARA A SUA CONSULTA

Depois de tudo que exploramos neste livro, você já está muito bem informada sobre a menopausa. Porém, é importante entender que absolutamente nada substitui a consulta médica com um profissional capacitado no assunto. Por isso, neste capítulo, vou ajudar você a se preparar para essa consulta tão importante! Meu objetivo é orientá-la a encontrar o melhor caminho para o seu tratamento, considerando suas necessidades e particularidades, já que a menopausa é uma fase delicada e que exige atenção e cuidados especializados. E o primeiro passo para uma jornada bem-sucedida é ter uma avaliação e acompanhamento de um médico atualizado e capacitado na área.

Um profissional habilitado para trabalhar com foco em menopausa será capaz de compreender a complexidade dessa fase, ouvir com atenção e propor um tratamento personalizado, que considere tanto os sintomas que você está enfrentando quanto a prevenção de problemas futuros. Esse é o momento de se empoderar com conhecimento e fazer escolhas importantes sobre o cuidado com a sua saúde. Nada mais importante, neste momento, do que informação de qualidade e credibilidade. Vamos juntos encontrar as melhores soluções para que você possa viver essa etapa da forma mais saudável, equilibrada e plena possível.

Como já comentei em outros momentos do livro, infelizmente, a menopausa é uma fase ainda muito pouco estudada nas faculdades de Medicina, e mesmo durante a formação de especialistas (como ginecologistas e endocrinologistas) é um tema ainda relegado para terceiro plano dentro do universo de assuntos que o médico precisa aprender – um problema que ocorre em todo o mundo.

Eu mesmo não adquiri essa bagagem durante minha formação, nem na faculdade nem durante a residência de Ginecologia. Pelo contrário, foi observando a demanda em meu próprio consultório que passei a me dedicar ao tema e a estudá-lo mais profundamente. Comecei lendo os principais artigos, acompanhando as publicações científicas mais recentes, analisando os consensos e frequentando congressos especializados. Acima de tudo, passei a acumular experiência prática no manejo de mulheres atravessando essa fase e todas as nuances envolvidas no tratamento.

Ao longo dos últimos anos, tenho sentido uma enorme satisfação em atender, ouvir e cuidar de mulheres nas diferentes fases da transição para a menopausa. Ao mesmo tempo, fui percebendo que encontrar médicos capacitados era um grande desafio para elas. Infelizmente, a grande maioria dos médicos não se atualizou nos consensos e recomendações mais recentes das sociedades médicas sobre a terapia hormonal da menopausa, e ainda têm em mente as notícias do estudo WHI em 2002 – o que agrava ainda mais essa situação.

Mas essa minha trajetória inicialmente solitária pelo universo da menopausa nos últimos anos, hoje se transformou em uma comunidade de médicos capacitados nesse tema, e quero contar brevemente como essa história aconteceu. Eu sempre tive uma certa habilidade natural para falar em público, e um gosto especial por ensinar e dar aulas. Quando mais novo, durante a faculdade, atuei como voluntário numa instituição para pessoas de baixa renda, dando aulas em um curso pré-vestibular e como professor de inglês. Depois de concluir minha especialização, continuei no departamento de Ginecologia do Hospital das Clínicas da Faculdade de Medicina da USP como preceptor da graduação, e era responsável pelo estágio de Ginecologia dos internos do 5º ano de Medicina. Em 2016, quando já atuava somente no meu consultório particular e estudava sobre marketing digital, resolvi usar minha facilidade de comunicação e criei um canal no YouTube para divulgar informações sobre os principais temas de Ginecologia e Obstetrícia. O canal teve um crescimento muito rápido e se tornou um dos maiores canais médicos sobre saúde feminina, e não para de crescer: enquanto escrevo este livro, contabiliza mais de 35 milhões de visualizações e quase 600 mil inscritos, aumentando muito o meu alcance e visibilidade, inclusive entre os médicos.

Em 2021, fui procurado pelo dono do grupo Terapêutica, uma prestigiada rede de farmácias magistrais com sede em São José dos Campos (SP), para montar um treinamento sobre a prescrição de implantes hormonais absorvíveis para mulheres. Eu já utilizava os implantes deles, na minha experiência os de melhor qualidade, e eles buscavam um ginecologista com experiência nessa área e disposto a dar um treinamento para médicos que já eram do relacionamento deles e gostariam de aprender sobre o tratamento com implantes. Assim tivemos um *match* já na primeira conversa, e ao longo de alguns meses estruturei o meu primeiro curso, com foco principal no tratamento da menopausa com os implantes hormonais e sobre os implantes de gestrinona para tratamento de outras condições ginecológicas. No entanto, esse era um curso bem focado numa pequena fatia do universo da menopausa. Percebia que a maior parte dos médicos que vinha fazer esse treinamento comigo também não estava atualizada no temas mais básicos do diagnóstico e tratamento convencional da menopausa, mesmo quando se tratava de opções tradicionais.

Naquele mesmo ano de 2021, outra mudança importante aconteceu na minha vida pessoal. Eu conheci e rapidamente me casei, no início de 2022, com a dra. Tassiane Alvarenga, endocrinologista que já tinha um consultório bem-sucedido e com bastante experiência clínica no tratamento de mulheres na menopausa, área comum entre a Ginecologia e a Endocrinologia. Entre várias afinidades e semelhanças entre nós, a paixão pela Medicina, o espírito empreendedor e a habilidade de comunicação nos levou a unir nossas visões, de maneira complementar, e criamos o projeto Menopausa ComCiência, com objetivo inicial de ser um portal de divulgação de informações científicas atualizadas sobre menopausa em linguagem acessível para leigos. Ao mesmo tempo, começamos a estruturar juntos o primeiro treinamento para médicos para compartilhar nosso conhecimento e experiência prática no tratamento de mulheres na menopausa. E assim nasceu, dois anos depois, o primeiro treinamento especializado para capacitar médicos a diagnosticar e tratar corretamente a mulher na transição menopausal. Assim, aos poucos, temos mudado a realidade do tratamento da menopausa no Brasil!

Por conta de toda essa experiência acumulada, quero compartilhar com você algumas informações importantes para ajudá-la a encontrar um ginecologista capacitado para o acompanhamento na pré-menopausa e na menopausa. O primeiro passo é: **como identificar um médico apto, capaz de oferecer o suporte necessário durante essa fase?**

Uma situação que infelizmente tem ocorrido cada vez com mais frequência é de mulheres que abandonam seu/sua ginecologista de muitos anos quando chegam nessa fase por perceberem que não encontram o suporte necessário. Principalmente nos últimos anos, com a grande quantidade de informações e debates sobre o tema da menopausa na mídia, internet e redes sociais, muitas mulheres têm se tornado bem informadas sobre o assunto e percebem facilmente a desatualização do profissional. Eu recebo toda semana pacientes nessa situação, mas isso me causa um pouco de desconforto, pois valorizo muito a relação de confiança e o vínculo longo que construímos com as nossas pacientes na Ginecologia. Percebo que muitas dessas mulheres chegam também um tanto sentidas por deixarem seu profissional de confiança de muitos anos, mas ao mesmo tempo sufocadas pelos sintomas e decepcionadas por não receberem o devido suporte.

Se você estiver nessa situação, percebendo que o seu ginecologista de confiança não está correspondendo à sua necessidade de cuidado nessa fase da vida, eu gostaria de sugerir que antes de trocar de médico você considere tentar, discretamente, incentivá-lo a se atualizar. O médico geralmente é sobrecarregado de trabalho e a Ginecologia/Obstetrícia é uma especialidade muito ampla, com muitas subáreas, portanto não é necessariamente um demérito o profissional ainda não ter podido parar para se atualizar no assunto da menopausa, entre tantos outros temas dentro da especialidade que também evoluem constantemente. Uma dica pode ser indicar ou até presenteá-lo com este livro, talvez mandando entregar um exemplar no consultório com um bilhetinho assinado por você – uma forma gentil e carinhosa que certamente será muito valorizada pelo profissional que receber. Ou então, indicar o site menopausacomciencia.com.br, onde além de informações completas para o público em geral, o médico tem acesso a uma aula gratuita e bem completa de atualização, podendo depois decidir se aprofundar e entrar para a nossa comunidade de especialistas, ou ao menos se conscientizar da necessidade de buscar outro caminho para atualização.

Se você é médico e deseja se aprofundar ou se especializar no tema da menopausa, acesse o QR Code.

E caso você ache que de fato não poderá contar com seu ginecologista de confiança para isso, uma possibilidade é buscar um outro profissional especificamente para o tratamento da menopausa, e continuar seu acompanhamento ginecológico geral. Eu tenho várias pacientes nessa condição, que me procuram para o tratamento da menopausa e eu me limito a cuidar dessa esfera e recomendo voltarem ao seu ginecologista de origem para a rotina geral. E também, existem inúmeros médicos capacitados para o tratamento da menopausa que não são ginecologistas, já que esse é hoje um tema fundamental para todos os médicos e todas as especialidades.

Dito isso, vamos às sugestões de como você pode encontrar um profissional qualificado para ajudar você a atravessar a transição menopausal e cuidar da sua menopausa:

- Pedir indicações é sempre uma das melhores formas de encontrar bons profissionais. Falar sobre o assunto e pedir recomendações para amigas, pessoas próximas ou grupos de mulheres que trocam informações sobre menopausa pode ser um ótimo começo. Esses grupos têm surgido de formas variadas, seja no grupo de mães da escola, em círculos de colegas de trabalho ou em redes sociais, onde mulheres compartilham experiências para se sentirem acolhidas e mais informadas sobre essa fase;

- Procure se informar mais sobre a experiência do médico em questão especificamente na área da menopausa. Como já comentei, o tratamento da menopausa era tradicionalmente uma área comum entre a Ginecologia e a Endocrinologia, mas se tornou um tema de importância para todos os médicos, e não existe um pré-requisito de especialidade para se aprofundar e estar apto para o tratamento da menopausa. Pesquise sobre o profissional não só nas redes sociais mas também na internet, veja o site, currículo, participação em cursos e congressos da área, e procure por eventuais avaliações públicas de outras mulheres já atendidas, uma ferramenta valiosa para avalição da competência do profissional;

- No nosso site Menopausa ComCiência disponibilizamos a lista dos profissionais da nossa comunidade de médicos capacitados para o tratamento de mulheres nessa fase, que receberam um treinamento completo e contam com todo o suporte nosso e da nossa equipe para auxiliá-los durante a curva de aprendizado. Caso você já não tenha uma boa indicação, sem dúvida é o local mais certeiro onde poderá pesquisar por profissionais qualificados;

Sempre que possível, opte por uma consulta presencial. Sabemos que já é difícil encontrar médicos capacitados para o tratamento da menopausa, principalmente fora dos grandes centros, o que pode tornar mais difícil agendar uma consulta presencial. Isso não significa que você precisará continuar desamparada ou viajar longas distâncias para ir a uma consulta. A telemedicina chegou para ficar e se consolidou em definitivo depois da pandemia de covid-19, e pode ser um excelente recurso para que você busque apoio qualificado em paralelo ao seu acompanhamento médico tradicional.

O fato de buscar um médico capacitado para atender você de maneira correta já é mais de meio caminho andado para obter diagnóstico e tratamento adequados. Mas para otimizar a sua avaliação, também é fundamental preparar-se para essa consulta. Não é sua responsabilidade, como paciente, ter conhecimentos científicos aprofundados, mas, assim como na gestação – um momento em que muitas mulheres se dedicam a entender seu corpo e as mudanças que estão acontecendo –, é interessante mergulhar nesse tema para se empoderar sobre seu próprio corpo fazendo exatamente o que você está fazendo agora, lendo este livro e tendo acesso a outras publicações ou conteúdos sobre o assunto. Esse conhecimento permitirá que você tenha uma conversa mais profunda e esclarecedora com seu médico.

Além disso, a medicina tem se tornado menos paternalista, aquele modelo em que o médico é o detentor de conhecimento e ditador das decisões, e caminha cada vez mais para um modelo em que as opções são apresentadas e discutidas, e as decisões são compartilhadas entre médico e paciente – sempre norteadas pela melhor evidência científica disponível, mas valorizando a opinião do indivíduo e suas preferências. Estar informada e envolvida no processo não só facilita a comunicação, mas também ajuda você a tomar decisões mais conscientes sobre o tratamento.

Ao buscar um médico capacitado para trabalhar com o tema, também é importante informar previamente a equipe que agenda a consulta que ela será focada em menopausa, e confirmar qual será a duração. Uma primeira consulta adequada para avaliação da menopausa não é uma consulta simples ou de rotina; ela demanda muito mais tempo e atenção. Infelizmente, consultas mais longas e cuidadosas não são possíveis para os médicos atendendo pelos planos de saúde. Por esse motivo, infelizmente, saiba que será muito raro (eu diria quase impossível) você encontrar um bom atendimento para avaliação e tratamento da menopausa numa consulta pelo plano de saúde. Os problemas por trás desse fato são diversos e complexos, e não é o caso de discuti-los aqui. Fato é que para encontrar um médico bom e qualificado para ajudar você nessa fase, provavelmente será necessário um acompanhamento particular e sem dúvida esse é um investimento que valerá muito a pena para a sua saúde e qualidade de vida. E para mulheres que não tem acesso a isso e que dependem do SUS, aos poucos temos lutado com os órgãos públicos para melhorar as condições de atendimento e opções de tratamento disponíveis. Sobre isso, aliás, quero destacar o trabalho excepcional da Adriana Ferreira, idealizadora da Associação Menopausa Feliz, cuja liderança tem sido fundamental na melhoria das políticas públicas de saúde para mulheres no climatério e menopausa, e convidar as mulheres que queiram se engajar nessa causa a se unirem a ela.

Para a sua consulta, será importante já ter "em mãos":

- Seu histórico pessoal de saúde, incluindo eventuais doenças ou condições em tratamento, uso de medicamentos e suplementos, histórico de cirurgias etc.;
- Informações sobre o histórico de saúde da família, pois podem eventualmente influenciar o planejamento do seu tratamento. É importante relatar casos de doenças cardiovasculares, como infarto, derrame e trombose, especialmente em pessoas jovens. Também é importante mencionar a ocorrência de câncer, especificando o tipo e o grau de parentesco. Além disso, doenças metabólicas como hipertensão, diabetes e obesidade também devem ser incluídas no relato familiar;

- Um diário de sintomas, que é uma ferramenta extremamente útil para a consulta. Registrar diariamente os sinais e sensações que você tem percebido ao longo do tempo permite ao médico entender de maneira mais clara e detalhada como a menopausa está afetando sua saúde e qualidade de vida. No diário, inclua informações sobre a frequência, intensidade e duração dos sintomas, como ondas de calor, insônia, alterações de humor, irritabilidade, cansaço, ressecamento vaginal ou qualquer outra mudança física ou emocional. Esse registro não apenas ajuda a organizar melhor suas queixas, mas também oferece ao médico um panorama mais completo e objetivo, facilitando a identificação de padrões e a elaboração de um plano de tratamento personalizado. Além disso, o diário de sintomas é uma ferramenta valiosa para acompanhar sua evolução ao longo do tratamento, permitindo ajustes sempre que necessário;
- Conhecimento prévio sobre a menopausa e os tratamentos disponíveis. Quando você entende os aspectos fundamentais do tema, consegue fazer perguntas mais direcionadas, esclarecer dúvidas e expressar suas prioridades e expectativas de modo claro. Isso não só fortalece a relação com o médico, mas também garante que as decisões sejam alinhadas às suas necessidades e objetivos. O empoderamento no processo não significa apenas receber informações; trata-se de compreender, refletir e participar ativamente, tornando-se protagonista do seu cuidado. Essa postura pode transformar a experiência da menopausa em uma oportunidade de autoconhecimento e fortalecimento, promovendo uma transição mais tranquila e saudável.

FRASES PARA FICAR ATENTA

Médicos desatualizados sobre o tema da menopausa frequentemente utilizam frases que, embora possam parecer inofensivas num primeiro momento, deslegitimam os sintomas das pacientes e revelam uma falta de preparo para lidar com essa fase tão complexa. Comentários como "é só um momento da sua vida" minimizam o impacto profundo que a menopausa pode ter, tanto física quanto emocionalmente, ignorando o sofrimento real que muitas mulheres enfrentam, e desconsideram a necessidade de tratamentos eficazes e a oportunidade de melhorar significativamente a qualidade de vida da paciente.

A frase "eu não prescrevo terapia hormonal" demonstra um enorme descompasso com as evidências científicas atuais. Outra frase problemática é o posicionamento de "só prescrevo terapia por um determinado período", que reflete uma visão antiquada e desatualizada sobre a duração segura e benéfica da terapia hormonal, baseada em dados ultrapassados – os consensos atuais não estabelecem um limite máximo de tempo para a terapia hormonal, recomendando que ela seja mantida enquanto os benefícios continuarem sendo maiores do que os riscos.

Por fim, ouvir algo como "mas seus exames estão normais!" é a situação mais comum e que reflete a falta de conhecimento do médico sobre a perimenopausa, fase de início da transição menopausal na qual os exames ainda estão normais e ciclos menstruais podem ainda estar regulares, mas vários outros sintomas já começam a aparecer.

Essas frases ilustram a importância de procurar médicos aptos e atualizados, que compreendam as nuances da menopausa e estejam preparados para oferecer o suporte necessário, baseado em evidências científicas e nas necessidades individuais de cada mulher.

O QUE ESPERAR DE UM MÉDICO CAPACITADO?

O médico, ao atender pacientes em fase de menopausa, precisa realizar perguntas direcionadas. A anamnese, termo usado para descrever as perguntas feitas pelo médico ao coletar dados do paciente, é essencial nesse contexto. A consulta deve ser direcionada, e o médico precisa perguntar ativamente sobre os sintomas, já que boa parte deles não é reconhecida pela paciente como sendo relacionada à menopausa. Um profissional preparado sabe o que perguntar e como conduzir a conversa. Normalmente, permite-se que a paciente fale primeiro, para depois complementar com perguntas específicas e detalhadas.

Como já comentei neste livro, nem todas as mulheres apresentarão os dois sintomas mais clássicos da menopausa: irregularidade no ciclo menstrual ou fogachos. Algumas terão diversos outros sintomas enquanto mantêm um ciclo regular, ou poderão sentir os fogachos apenas mais próximo do final da transição para a menopausa, passando anos lidando com outros sintomas que poderiam ser evitados. Por isso, o médico deve perguntar sobre o sono, a disposição, o humor, o ressecamento vaginal, os sintomas urinários, a libido, a pele, a memória, a mudança de composição corporal, as dores no corpo e outros sintomas que frequentemente são confundidos com estresse, depressão, ansiedade ou outras condições.

Por conta do espectro variado de sintomas que fazem parte da transição menopausal ou síndrome do climatério, existem diferentes questionários validados internacionalmente, tanto para pesquisas científicas como para uso prático, otimizando a avaliação clínica e reduzindo a chance do médico deixar passar algum sintoma importante durante a consulta. O questionário da Fundação Canadense de Menopausa é um dos que considero mais completos, por abranger as esferas principais de sintomas relacionados à menopausa: físicos, psíquicos, sono, cognição, sexualidade e saúde urogenital. Recomendo que você preencha o questionário a seguir, baseado no da entidade canadense, sobre como tem se sentido nos últimos meses, e leve-o para a consulta.

QUESTIONÁRIO DE SINTOMAS DA MENOPAUSA

Analise os sintomas a seguir e preencha a tabela de acordo com a frequência que vocês os percebe. Não esqueça de levar o questionário preenchido para a sua próxima consulta. Tenho certeza de que o diálogo médico-paciente será beneficiado.

FÍSICOS	SEMPRE	ÀS VEZES	RARAMENTE	NUNCA
Ondas de calor e/ou suor noturno				
Mudanças no ciclo menstrual				
Dores no corpo e nas articulações				
Fadiga				
Dores de cabeça e/ou enxaquecas				
Mudanças na pele e no cabelo				
Palpitações cardíacas				
Olhos secos				
Boca seca e/ou complicações dentárias				

HUMOR E SAÚDE MENTAL	SEMPRE	ÀS VEZES	RARAMENTE	NUNCA
Ansiedade, nervosismo, irritabilidade				
Depressão				
Sentimentos de tristeza				
Sensação de não ser a mesma				
Variações de humor				
Baixa motivação ou energia				
Episódios de choro				

SAÚDE GENITURINÁRIA E SEXUAL	SEMPRE	ÀS VEZES	RARAMENTE	NUNCA
Secura, coceira ou queimação genital				
Dor durante a relação sexual				
Incontinência urinária/ escapes de urina				
Urgência urinária				
Infecções urinárias				
Baixa libido/desejo sexual				
Dificuldade de excitação sexual				

COGNIÇÃO E SONO	SEMPRE	ÀS VEZES	RARAMENTE	NUNCA
Insônia e distúrbios do sono				
Confusão mental				
Esquecimentos frequentes				
Dificuldades de concentração				
Falta de memória de curto prazo				
Dificuldade em encontrar palavras				
Raciocínio mais lento				

CAPÍTULO 12
CELEBRANDO A AUTONOMIA

A menopausa é uma fase complexa e única, que traz desafios significativos e exerce um impacto profundo na vida das mulheres que, por décadas, têm sofrido com a falta de informação em uma sociedade machista e não recebem tratamentos adequados, vivenciando efeitos profundos em diversas áreas de suas vidas: no trabalho, no casamento, nas relações familiares e em seu processo de envelhecimento. Muitas sofrem em silêncio, sentindo vergonha dos sintomas e ouvindo de seus médicos comentários do tipo "é assim mesmo", "vai passar" ou "é uma nova fase com a qual você precisa se acostumar".

Em um cenário de aumento da longevidade, muitas mulheres modernas podem viver de ⅓ a até metade de suas vidas na menopausa, enfrentando sintomas que impactam profundamente a saúde física, mental e emocional. E, como vimos, esse impacto é muito maior do que os já terríveis fogachos e *brain fog*: há um aumento significativo do risco de desenvolver doenças graves, problemas cardiovasculares e transtornos de saúde mental. A carência de informações sobre os efeitos da menopausa e suas possibilidades de tratamento reforça estigmas e perpetua a noção de que essa é uma fase a ser simplesmente suportada. Nada mais antiquado e desatualizado quanto essa visão.

Felizmente, nos últimos anos, temos observado mudanças positivas na forma como a menopausa é encarada, motivadas principalmente pelo inconformismo de mulheres que estão passando por essa fase e decidiram falar abertamente sobre o que estão sentindo e aprendendo. Esse movimento inclui celebridades, influenciadoras e médicos, como eu, que se unem no mundo inteiro em prol do compartilhamento de informações e da atualização de tudo o que envolve a palavra "menopausa" – por tanto tempo cercada de tabu, preconceito e desinformação, tanto pela sociedade quanto pela classe médica.

Ao longo deste livro, apresentei inúmeros dados atuais, pesquisas e experiências clínicas que demonstram as diversas possibilidades capazes de transformar a vida após a menopausa em uma fase a ser encarada com saúde, vitalidade e equilíbrio.

Além de ressignificar a palavra "menopausa", esse movimento de maior informação e discussão sobre o tema se empenha em reverter o estigma associado à terapia de reposição hormonal, que foi erroneamente vinculada ao câncer de mama e trombose. O objetivo hoje é mostrar que, na menopausa, a terapia de reposição hormonal torna-se uma aliada indispensável – uma espécie de "melhor amiga" da mulher, e são raríssimos os casos em que seu uso é contraindicado. Por isso, minha principal bandeira como médico com conhecimento aprofundado e experiência nessa área é participar ativamente do debate público – seja pelas redes sociais, por meio deste livro ou da divulgação do tema em outras plataformas –, disseminando informações corretas, científicas e atualizadas. Toda mulher tem o direito de conhecer essas informações e de viver esse período com o apoio de um profissional habilitado para atender você da melhor maneira possível, sendo ponto de segurança para todas as suas dúvidas e temores.

Neste livro, espero ter apresentado uma nova perspectiva sobre a menopausa e sobre o próprio tratamento de reposição hormonal, destacando que, com o tratamento adequado e o apoio médico necessário, é possível atravessar essa fase com muitos ganhos para a qualidade de vida, prevenção de doenças e bem-estar. A combinação do tratamento da reposição hormonal com um estilo de vida saudável é um alicerce poderoso para viver esse momento com qualidade e se preparar para o envelhecimento de maneira empoderada e ativa.

Além disso, este é um bom momento para repensar o estigma que cerca o envelhecimento, sobretudo em uma sociedade cujo principal critério de beleza é a juventude – especialmente para as mulheres, como é o caso do Brasil. Diante do avanço na longevidade, faz-se necessário entender e ressignificar o envelhecimento para viver plenamente, feliz e com bem-estar. Como pontuou a atriz Carolina Dieckmann, "o auge ainda está por vir". Com a idade chegam também todos os auges que ainda podemos viver, especiais em cada nova fase. Há, inclusive, estudos que sugerem que as percepções que grupos que estão envelhecendo possuem sobre o processo de envelhecer podem influenciar a longevidade: "indivíduos mais velhos que tinham percepções mais positivas sobre o próprio envelhecimento, mensuradas até vinte e três anos antes, viveram sete anos e meio a mais do que aqueles com percepções menos positivas". Ou seja, o próprio pensamento sobre o envelhecimento pode se tornar um aliado importante dentro do alicerce de bem-estar.

Quero encorajar você a buscar informações de qualidade, a não se contentar com um atendimento de um profissional não capacitado, e a se sentir empoderada para discutir suas necessidades de maneira aberta e segura com seu médico. A menopausa não precisa ser um período de desconfortos e perdas; ela pode ser, sim, um tempo de fortalecimento, de autoconhecimento e de cuidado integral, onde a mulher assume de vez o protagonismo sobre sua saúde e seu bem-estar. Encará-la consciente e ativamente é fundamental para entender essa nova fase da sua vida e encontrar parcerias e estratégias para enfrentar esse momento desafiador. Você merece amor, atenção e suporte para se sentir plena de saúde e energia especialmente nesta fase da vida. É um momento único para priorizar seu bem-estar, valorizar suas necessidades e enxergar essa transição como uma oportunidade para se reconectar com quem você é, honrando sua jornada com respeito e autocuidado.

Agradeço a você, leitora, por ter me acompanhado ao longo deste livro, e a convido para continuar esse diálogo, seja pelas minhas redes sociais ou pelo meu site, que desenvolvo em parceria com a minha esposa, a dra. Tassiane Alvarenga. No Menopausa ComCiência, nosso objetivo é manter as informações sempre atualizadas, embasadas pela ciência e voltadas para promover a qualidade de vida que toda mulher merece. Se você é médico ou profissional de outra área da saúde e atende mulheres atravessando essa fase da vida, lá encontrará também conteúdos para se aprimorar profissionalmente.

Eu acredito que uma mulher que é escutada, acolhida e tem acesso a informações e tratamento adequado durante a menopausa pode encarar essa fase da vida com otimismo, bem-estar, alegria e amor-próprio, desta forma, podemos construir uma sociedade mais justa e com maior equidade de gênero.

Conheça mais sobre o projeto Menopausa ComCiência.

NOTAS

INTRODUÇÃO

ALMEIDA, F. 20% das mulheres consideram sair ou saem do emprego por menopausa. **Forbes**, São Paulo, 01 fev. 2023. Disponível em: forbes.com.br/forbes-mulher/2023/02/para-apoiar-liderancas-femininas-empresas-cuidam-da-menopausa/. Acesso em: 6 set. 2024.

CAMPOS, A. IBGE: esperança de vida do brasileiro aumentou 31,1 anos desde 1940. **Agência Brasil**, 26 nov. 2020. Disponível em: agenciabrasil.ebc.com.br/geral/noticia/2020-11/ibge-esperanca-de-vida-do-brasileiro-aumentou-311-anos-desde-1940. Acesso em: 7 set. 2024.

THE DIARY of a CEO: The No.1 Menopause Doctor: They're Lying to You About Menopause! Entrevistador: Steven Bartlett. Entrevistada: Mary Claire Haver. [*s.l.*]: DOAC, 18 dez. 2023. *Podcast*. Disponível em: www.youtube.com/watch?v=oQqcnYcKx68. Acesso em: 4 set. 2024.

O ESTRANHO familiar 1: O valor de estar junto e de estar só. Entrevistadora: Vera Iaconelli. Entrevistada: Fernanda Lima. São Paulo: Casa do Saber, 21 ago. 2024. *Podcast*. Disponível em: www.youtube.com/watch?v=rURJyeHBX2c. Acesso em: 22 nov. 2024.

THE FACTS. **The (M) Factor**, 2024. Disponível em: themfatorfilm.com/the-facts. Acesso em: 4 set. 2024.

GREENE, J. Hot Flash Frequency Linked to Higher Risk of Type 2 Diabetes. **Kaiser Permanente**, 31 out. 2024. Disponível em: divisionofresearch.kaiserpermanente.org/blog/2024/10/31/hot-flash-frequency-type-2-diabetes/. Acesso em: 5 dez. 2024.

HAVER, M. [**I love that we are openly talking about this**]. 28 ago. 2024. Instagram: drmaryclaire. Disponível em: www.instagram.com/reel/C_O4NwfvwJq/. Acesso em: 5 set. 2024.

HAVER, M. **The New Menopause**: Navigating Your Path Through Hormonal Change with Purpose, Power, and Facts. New York: Rodale, 2024.

MENOPAUSE – A Precursor for Divorce. **SHL Solicitors**, 2024. Disponível em: www.sthelenslaw.co.uk/news/menopause-divorce. Acesso em: 5 dez. 2024.

MILHOMEM, G. [**Você já ouviu falar sobre a menopausa precoce?**]. 16 maio 2024. Instagram: dragiovannamilhomem. Disponível em: www.instagram.com/reel/C7CKtndRG_e/. Acesso em: 5 set. 2024.

MOSCONI, L. **The Menopause Brain**: New Science Empowers Women to Navigate the Pivotal Transition with Knowledge and Confidence. New York: Avery, 2024.

OLIVEIRA, N. IBGE: expectativa de vida dos brasileiros aumentou mais de 40 anos em 11 décadas. **Agência Brasil**, 29 ago. 2016. Disponível em: agenciabrasil.ebc.com.br/geral/noticia/2016-08/ibge-expectativa-de-vida-dos-brasileiros-aumentou-mais-de-75-anos-em-11. Acesso em: 7 set. 2024.

PEARSON, E. Menopausa e carreira: como as mudanças hormonais afetam as mulheres no trabalho. **Forbes**, São Paulo, 15 fev. 2024. Disponível em: forbes.com.br/forbes-mulher/2024/02/menopausa-e-carreira-como-as-mudancas-hormonais-afetam-as-mulheres-no-trabalho/. Acesso em: 6 set. 2024.

PESQUISA: Para 32% das brasileiras, menopausa é sinônimo de velhice. **Viva Bem Uol**, 13 nov. 2022. Disponível em: www.uol.com.br/vivabem/noticias/redacao/2022/11/13/pesquisa-para32-das-brasileiras-menopausa-e-sinonimo-de-velhice.htm. Acesso em: 5 set. 2024.

VARELLA, D. Se menopausa fosse em homens, a ciência já teria agido. **Portal Drauzio Varella**, 15 maio 2023. Disponível em: drauziovarella.uol.com.br/mulher/se-menopausa-fosse-em-homens-ciencia-ja-teria-agido/. Acesso em: 5 set. 2024.

VEIGA, A.; SEGATTO, C. Traídas pela medicina: um golpe na confiança. **Época**, São Paulo, n. 217, 15 jul. 2002.

WOLFF, J. What Doctors Don't Know About Menopause. **AARP**, 20 jul. 2018. Disponível em: www.aarp.org/health/conditions-treatments/info-2018/menopause-symptoms-doctors-relief-treatment.html. Acesso em: 5 dez. 2024.

1. TABU, VERGONHA E DESINFORMAÇÃO: OS DESAFIOS DA MENOPAUSA

ALLEN, J. *et. al*. Needs Assessment of Menopause Education in United States Obstetrics and Gynecology Residency Training Programs. **Menopause**, New York, ano 30, n. 10, p. 1002-1005, out. 2023. Disponível em: journals.lww.com/menopausejournal/abstract/2023/10000/needs_assessment_of_menopause_education_in_united.4.aspx. Acesso em: 29 nov. 2024.

ASSOCIAÇÃO Feminismo Feliz. Saiba mais em: www.instagram.com/menopausa_feliz_/. Acesso em: 5 fev. 2025.

DEGIOVANNI, C. The Menowashing Mirage: How to Spot and Avoid Misleading Menopause Products. **British Skin Foundation**, London, jul. 2024. Disponível em: www.britishskinfoundation.org.uk/blog/the-menowashing-mirage-how-to-spot-and-avoid-misleading-menopause-products. Acesso em: 16 out. 2024.

THE FACTS. **The (M) Factor**, 2024. Disponível em: themfactorfilm.com/the-facts. Acesso em: 4 set. 2024.

FREE Menopause Class: Managing Midlife with Confidence. 2023. Vídeo (53min20s). Publicado pelo canal Heather Hirsch. Disponível em: www.youtube.com/watch?v=onQpJbvigK0. Acesso em: 14 out. 2024.

HAVER, M. **The New Menopause**: Navigating Your Path Through Hormonal Change with Purpose, Power, and Facts. New York: Rodale, 2024. p. 36.

Idem. p. 50.

JACKSON, A. Menopause Stigma Still "Rife" in Workplaces as Women Fear for Their Careers. **Independent**, London, 24 maio 2023. Disponível em: www.independent.co.uk/life-style/health-and-families/menopause-employers-symptoms-davina-mccall-b2344832.html. Acesso em: 16 out. 2024.

KRUNFLI, M. Burnout ou menopausa? Como identificar e lidar com os sintomas no trabalho. **Forbes**, São Paulo, 7 out. 2024. Disponível em: forbes.com.br/forbes-mulher/2024/10/burnout-ou-menopausa-como-identificar-e-lidar-com-os-sintomas-no-trabalho/?utm_source=ig&utm_medium=Social&utm_campaign=feed_&utm_id=burnout. Acesso em: 16 out. 2024.

MEL Robins Podcast: The #1 Menopause Doctor: How to Lose Belly Fat, Sleep Better, & Stop Suffering Now. Entrevistadora: Mel Robins. Entrevistada: Mary Claire Haver. [s.l.]: 21 mar. 2024. *Podcast*. Disponível em: www.youtube.com/watch?v=ReFZ__ZeSEQ. Acesso em: dez. 24.

MORAES, P. Entenda o que é a "geração sanduíche" e por que mulheres são mais afetadas. **G1 Economia**, 9 nov. 2023. Disponível em: g1.globo.com/economia/noticia/2023/11/09/geracao-sanduiche-antropologa-diz-que-mulheres-estao-esmagadas-por-cuidados-com-pais-filhos-e-netos.ghtml. Acesso em: 14 out. 2024.

PEARSON, E. Menopausa e carreira: como as mudanças hormonais afetam as mulheres no trabalho. **Forbes**, São Paulo, 15 fev. 2024. Disponível em: forbes.com.br/forbes-mulher/2024/02/menopausa-e-carreira-como-as-mudancas-hormonais-afetam-as-mulheres-no-trabalho/. Acesso em: 16 out. 2024.

PEART, K. The High Cost of Hot Flashes in Menopause. **Yale School of Medicine**, New Heaven, 27 ago. 2024. Disponível em: medicine.yale.edu/news-article/the-high-cost-of-hot-flashes-in-menopause/. Acesso em: 16 out. 2024.

PESQUISA: Para 32% das brasileiras, menopausa é sinônimo de velhice. **Viva Bem Uol**, 13 nov. 2022. Disponível em: www.uol.com.br/vivabem/noticias/redacao/2022/11/13/pesquisa-para-32-das-brasileiras-menopausa-e-sinonimo-de-velhice.htm. Acesso em: 10 out. 2024.

RIBEIRO, M. Carga mental feminina: por que as mulheres estão exaustas? **Portal Drauzio Varella**, 6 set. 2024. Disponível em: drauziovarella.uol.com.br/mulher/carga-mental-feminina-por-que-as-mulheres-estao-exaustas/. Acesso em: 14 out. 2024.

TATUM, M. Without Support, Many Menopausal Workers are Quitting Their Jobs. **BBC**, London, 9 abr. 2024. Disponível em: www.bbc.com/worklife/article/20240408-menopause-women-job-quits. Acesso em: 16 out. 2024.

TAYLOR, L. Women Are Leaving Their Jobs Because of the Menopause – It's Time to Start Talking. **Independent**, London, 14 out. 2021. Disponível em: www.independent.co.uk/life-style/health-and-families/davina-mccall-symptoms-nhs-cipd-b1938361.html. Acesso em: 16 out. 2024.

TRATAMENTO da menopausa pelo SUS é aprovado na CDH. **Senado Notícias**, Brasília, 28 fev. 2024. Disponível em: www12.senado.leg.br/noticias/materias/2024/02/28/tratamento-da-menopausa-pelo-sus-e-aprovado-na-cdh. Acesso em: 16 out. 2024.

WIZIACK, J. Achei que ia morrer, mas dei a volta por cima, diz Adriane Galisteu. **Folha de S.Paulo**, São Paulo, 19 out. 2024. Disponível em: www1.folha.uol.com.br/colunas/painelsa/2024/10/achei-que-fosse-morrer-mas-dei-a-volta-por-cima-diz-adriane-galisteu.shtml?. Acesso em: 20 out. 2024.

WOLFF, J. What Doctors Don't Know About Menopause. **AARP**, 20 jul. 2018. Disponível em: www.aarp.org/health/conditions-treatments/info-2018/menopause-symptoms-doctors-relief-treatment.html. Acesso em: 14 out. 2024.

ZEN Vergonha 1: O susto. Entrevistadora: Fernanda Lima. São Paulo: Iguatemi Daily, 13 ago. 2024. *Podcast*. Disponível em: open.spotify.com/show/2rsyfNyndetgSNDnUHJaeg. Acesso em: 16 out. 2024.

2. RECONHECENDO A PERIMENOPAUSA: O QUE SEU CORPO ESTÁ DIZENDO

COSLOV, N.; ROCHARDSON, M.; WOODS, N. "Not Feeling Like Myself" In Perimenopause – What Does It Mean? Observations

From the Women Living Better Survey. **Menopause**, [*s.l.*], ano 31, n. 5, p. 390-398, 01 maio 2024. Disponível em: pubmed.ncbi.nlm.nih.gov/38531011/. Acesso em dez. 24.

FANG, Y. *et al*. Mapping Global Prevalence of Menopausal Symptoms Among Middle-Aged Women: A Systematic Review and Meta-Analysis. **BMC Public Health**, Lobatse, ano 24, n. 1, 2 jul. 2024. Disponível em: pubmed.ncbi.nlm.nih.gov/38956480/. Acesso em: 12 dez. 2024.

FREEMAN, E. *et al*. Associations of Hormones and Menopausal Status With Depressed Mood in Women With no History of Depression. **Archives of General Psychiatry**, Chicago, ano 63, n. 4, p. 375-382, abr. 2006. Disponível em: jamanetwork.com/journals/jamapsychiatry/fullarticle/209523. Acesso em: 10 dez. 2024.

HAVER, M. [**Today is World Menopause Day**]. 18 out. 2024. Instagram: drmaryclaire. Disponível em: www.instagram.com/p/DBRIqJMu_Rd/. Acesso em: 18 out. 2024.

HAVER, M. **The New Menopause**: Navigating Your Path Through Hormonal Change with Purpose, Power, and Facts. New York: Rodale, 2024.

LU, C. *et al*. Musculoskeletal Pain During the Menopausal Transition: A Systematic Review and Meta-Analysis. *In*: Neural Plasticity in Pain and Pain Intervention. **Neural Plasticity**, 25 nov. 2020. Disponível em: onlinelibrary.wiley.com/doi/10.1155/2020/8842110. Acesso em: 12 dez. 2024.

THE (M) Factor. Disponível em: themfactorfilm.com/. Acesso em: 10 jan. 2025.

PESQUISA: Para 32% das brasileiras, menopausa é sinônimo de velhice. **Viva Bem Uol**, 13 nov. 2022. Disponível em: www.uol.com.br/vivabem/noticias/redacao/2022/11/13/pesquisa-para-32-das-brasileiras-menopausa-e-sinonimo-de-velhice.htm. Acesso em: 17 out. 2024.

POMPEI, L. *et al*. Profile of Brazilian Climacteric Women Results from the Brazilian Menopause Study. **Climateric**, London, ano 25, n. 5, p. 523-529, 2022. Disponível em: observatorio.fm.usp.br/entities/publication/87ecbfcf-b0f9-45b3-9f3d-f4d13d34bd96. Acesso em: 10 jan. 2025.

3. DESIGUALDADE DE GÊNERO, AUMENTO DA LONGEVIDADE E DESINFORMAÇÃO GENERALIZADA

BALCH, B. Why We Know so Little About Women's Health **Association of American Medical Colleges**, Washington, 26 mar. 2024. Disponível em: www.aamc.org/news/why-we-know-so-little-about-women-s-health. Acesso em: 19 out. 2024.

CAMPBELL, S. **The Management of the Menopause & Post-Menopausal Years**. University Park Press: Baltimore, 1976. p. 33.

CARAPEÇOS, N. "As brasileiras têm pânico de envelhecer", diz Mirian Goldenberg. **Donna Zero Hora**, Porto Alegre, 7 mar. 2020. Disponível em: gauchazh.clicrbs.com.br/donna/noticia/2020/03/as-brasileiras-tem-panico-de-envelhecer-diz-mirian-goldenbergck7hyzyml02ax01oazdhun9b9.html. Acesso em: 19 out. 2024.

CHEBET, J. *et al.* Association of Diet Quality and Physical Activity on Obesity-Related Cancer Risk and Mortality in Black Women: Results from the Women's Health Initiative. **Cancer Epidemiology, Biomarkers & Prevention**, [*s.l.*], ano 29, n. 3, p. 591-598, 01 mar. 2020. Disponível em: aacrjournals.org/cebp/article/29/3/591/72032/Association-of-Diet-Quality-and-Physical-Activity. Acesso em: 5 dez. 2024.

CHLEBOWSKI, R. *et al.* Randomized Trials of Estrogen-alone and Breast Cancer Incidence: A Meta-analysis. **Breast Cancer Research Treatment**, [*s.l.*], ano 206, n. 1 p. 177-184. 23 abr. 2024. Disponível em: pubmed.ncbi.nlm.nih.gov/38653905/. Acesso em: 5 dez. 2024.

EXPECTATIVA de vida sobe para 76,4 anos no Brasil, após queda durante a pandemia. **Agência Gov**, Brasília, 22 ago. 2024. agenciagov.ebc.com.br/noticias/202408/expectativa-de-vida-sobe-para-76-4-anos-no-brasil-apos-queda-durante-a-pandemia. Acesso em: 19 out. 2024.

GNT. [**Envelhecer não é o fim, é uma nova fase cheia de possibilidades!**]. 16 out. 2024. Instagram: gnt. Disponível em: www.instagram.com/reel/DBNSpRHutB7/. Acesso em: 19 out. 2024.

HAVER, M. **The New Menopause**: Navigating Your Path Through Hormonal Change with Purpose, Power, and Facts. New York: Rodale, 2024. p. 23.

Idem. p. 25.

Idem. p. 27.

MAKARY, M. **Blind Spots**: When Medicine Gets It Wrong, and What It Means for Our Health. London: Bloomsbury, 2024.

OLIVEIRA, N. IBGE: expectativa de vida dos brasileiros aumentou mais de 40 anos em 11 décadas. **Agência Brasil**, 29 ago. 2016. Disponível em: agenciabrasil.ebc.com.br/geral/noticia/2016-08/ibge-expectativa-de-vida-dos-brasileiros-aumentou-mais-de-75-anos-em-11. Acesso em: 7 set. 2024.

SALAS-WHALEN, R. [**Staggering Data Presented Recently at The Menopause Society 2024 Annual Meeting in Chicago**]. 19 set. 2024. Instagram: drsalaswhalen. Disponível em: www.instagram.com/p/DAHJ1SWBxa4. Acesso em: 24 out. 2024.

SAMULOWITZ, A. "Brave Men" and "Emotional Women": A Theory-Guided Literature Review on Gender Bias in Health Care and Gendered Norms towards Patients with Chronic Pain. **Pain Research Management**, Hoboken, ano 15, n. 6, p. 1-14, 25 fev. 2018. Disponível em: onlinelibrary.wiley.com/doi/10.1155/2018/6358624. Acesso em: 10 jan. 2025.

STATE of Women's Health – Part 1. **Accenture**, Dublin, 2024. Disponível em: sb.co/wp-content/uploads/Part-1_State-of-Womens-Health_2024_v7.pdf. Acesso em: 19 out. 2024.

TASCA, C. *et al*. Women and Hysteria in the History of Mental Health. **Clinical Practice and Epidemiology in Mental Health,** Sharjah, n. 8, p. 110-119, 19 out. 2012. Disponível em: clinical-practice-and-epidemiology-in-mental-health.com/contents/volumes/V8/CPEMH-8-110/CPEMH-8-110.pdf. Acesso em: 10 jan. 2025.

TAYLOR, S.; DAVIS, S. Is It Time to Revisit the Recommendations for Initiation of Menopausal Hormone Therapy? **The Lancet Diabetes & Endocrinology**, Washington, D.C., ano 13, n. 1, p. 69-74, jan. 2025. Disponível em: www.thelancet.com/journals/landia/article/PIIS2213-8587(24)00270-5/abstract. Acesso em: 5 dez. 2024.

VARELLA, D. Se menopausa fosse em homens, a ciência já teria agido. **Portal Drauzio Varella**, 15 maio 2023. Disponível em: drauziovarella.uol.com.br/mulher/se-menopausa-fosse-em-homens-ciencia-ja-teria-agido/. Acesso em: 23 out. 2024.

WATKINS, E. **The Estrogen Elixir**: A History of Hormone Replacement in America. Baltimore: John Hopkins University, 2007.

WEINBERGER, A.; McKEE, S.; MAZURE, C. Inclusion of Women and Gender-Specific Analyses in Randomized Clinical Trials of Treatments for Depression. **Journal of Womens Health**, New Rochelle, ano 19, n. 9, p. 1727-1732, set. 2010. pmc.ncbi.nlm.nih.gov/articles/PMC2936499/. Acesso em: 10 dez. 2024.

WILSON, R. **Feminine Forever**. New York: Virgin Books, 1966.

4. A TERAPIA HORMONAL: ALIADA PARA UMA LONGEVIDADE SAUDÁVEL

FAUBION, S. **The New Rules of Menopause**: A Mayo Clinic Guide to Perimenopause and Beyond. Rochester: Mayo Clinic, 2023. p. 30.

HAVER, M. **The New Menopause**: Navigating Your Path Through Hormonal Change with Purpose, Power, and Facts. New York: Rodale, 2024. p. 54.

HORMONE Replacement Theraphy: Reclaim Your Rhythm. **Oregon Regenerative Medicine**, Lake Oswego, 2024. Disponível em: oregenmed.com/hormone-replacement-therapy/. Acesso em: 31 out. 2024.

POMPEI, L. *et al*. Profile of Brazilian Climacteric Women Results from the Brazilian Menopause Study. **Climateric**, London, ano 25, n. 5, p. 523-529, 2022. Disponível em: observatorio.fm.usp.br/entities/publication/87ecbfcf-b0f9-45b3-9f3d-f4d13d34bd96. Acesso em: 5 dez. 2024.

SOULES, M. *et al*. Executive summary: Stages of Reproductive Aging Workshop (STRAW). **Climateric**, London, ano 4, p. 267-272, 2001.

Disponível em: www.imsociety.org/wp-content/uploads/2020/08/statement-2001-07-23.pdf. Acesso em: 10 jan. 2025.

WHITCOMB, B. *et al*. Cigarette Smoking and Risk of Early Natural Menopause. **American Journal of Epidemiology**, Baltimore, ano 187, n. 4, p. 696-704. Disponível em: pmc.ncbi.nlm.nih.gov/articles/PMC5888979/. Acesso em: 10 jan. 2025.

5. COMO A PERIMENOPAUSA E A MENOPAUSA AFETAM O SEU CORPO

ABOT, A. *et al*. The Uterine and Vascular Actions of Estetrol Delineate a Distinctive Profile of Estrogen Receptor α Modulation, Uncoupling Nuclear and Membrane Activation. **EMBO Molecular Medicine**, Heidelberg, ano 6, p. 1328-46, 11 set. 2014. Disponível em: pubmed.ncbi.nlm.nih.gov/25214462/. Acesso em: 10 jan. 2025.

BARTKOWIAK-WIECZOREK, J. *et al*. The Dual Faces of Oestrogen: The Impact of Exogenous Oestrogen on the Physiological and Pathophysiological Functions of Tissues and Organs. **International Journal of Molecular Sciences**, Basel, ano 25, n. 15, 24 jul. 2024. Disponível em: www.mdpi.com/1422-0067/25/15/8167. Acesso em: 10 jan. 2025.

BEHRMAN, S; CROCKETT, C. Severe Mental Illness and the Perimenopause. **BJPsych Bulletin**, Cambridge, ano 48, n. 6, p. 364-370, 2024. Disponível em: www.cambridge.org/core/journals/bjpsych-bulletin/article/severe-mental-illness-and-the-perimenopause/8D072AACBCD3C7888C173B36635C08C3. Acesso em: 5 nov. 2024.

BENOIT, T. *et al*. Estetrol, a Fetal Selective Estrogen Receptor Modulator, Acts on the Vagina of Mice Through Nuclear Estrogen Receptor α Activation. **The American Journal of Pathology**, Rockville, ano 187, n. 11, p. 2499-2507, 2017. Disponível em: pubmed.ncbi.nlm.nih.gov/28827141/. Acesso em: 10 jan. 2025.

CHMIELEWSKI, J. [**YES, we need progesterone, my friends**]. 5 mar. 2024. Instagram: jill.chmielewski. Disponível em: www.instagram.com/p/C4I3WgDtfI8/. Acesso em: 2 nov. 2024.

THE DIARY of a CEO: The Menopause Doctor: This Diet Delays Menopause! Menopause Is Shrinking Your Brain! Dr Lisa Mosconi. Entrevistador: Steven Bartlett. Entrevistada: Lisa Mosconi. [*s.l.*]: DOAC, 13 jun. 2024. *Podcast*. Disponível em: www.youtube.com/watch?v=Cgo2mD4Pc54&t=3775s. Acesso em: 3 nov. 2024.

GANDHI, J. *et al*. Genitourinary Syndrome of Menopause: An overview of Clinical Manifestations, Pathophysiology, Etiology, Evaluation, And management. **American Journal of Obstetrics and Gynecology**, New York, ano 215, n. 6, p. 704-711, 2016. Disponível em: pubmed.ncbi.nlm.nih.gov/27472999/. Acesso em: 10 jan. 2025.

GASSER, S. *et al*. Impact of Progesterone on Skin and Hair in Menopause – A Comprehensive Review. **Climacteric**, London, ano 24, n. 3, p. 229-235, 2021. Disponível em: pubmed.ncbi.nlm.nih.gov/33527841/. Acesso em: 10 jan. 2025.

GUENNOUN, R. Progesterone in the Brain: Hormone, Neurosteroid and Neuroprotectant. **International Journal of Molecular Sciences**, Basel, ano 21, n. 15, 24 jul. 2020. Disponível em: pubmed.ncbi.nlm.nih.gov/32722286/. Acesso em: 10 jan. 2025.

HAVER, M. [**Always presenting the most clinically, relevant data**]. 5 mar. 2024. Instagram: drmaryclaire. Disponível em: www.instagram.com/p/C4JHcykus5R/. Acesso em: 5 nov. 2024.

HAVER, M. **The New Menopause**: Navigating Your Path Through Hormonal Change with Purpose, Power, and Facts. New York: Rodale, 2024. p. 72.

JETT, S. *et al*. Ovarian Steroid Hormones: A Long Overlooked but Critical Contributor to Brain Aging and Alzheimer's Disease. **Frontiers in Aging Neuroscience**, Lausanne, ano 14, 19 jul. 2022. Disponível em: pubmed.ncbi.nlm.nih.gov/35928995/. Acesso em: 10 jan. 2025.

MAUVAIS-JARVIS, F.; CLEGG, D.; HEVENER, A. The Role of Estrogens in Control of Energy Balance and Glucose Homeostasis.

Endocrine Reviews, Washington, ano 34, n. 3, p. 309-338, jun. 2013. Disponível em: pubmed.ncbi.nlm.nih.gov/23460719/. Acesso em: 10 jan. 2025.

MISHRA, P.; DAVIES, D.; ALBENSI, B. The Interaction Between NF-κB and Estrogen in Alzheimer's Disease. **Molecular Neurobiology**, Groningen, ano 60, n. 3, p. 1515-1526, 2023. Disponível em: pubmed.ncbi.nlm.nih.gov/36512265/. Acesso em: 10 jan. 2025.

MOSCONI, L. [**So this happened...**]. 11 nov. 2024. Instagram: dr_mosconi. Disponível em: www.instagram.com/p/DDcyKaYvcAv/. Acesso em: 12 dez. 2024.

MOSCONI, L. **The Menopause Brain**: New Science Empowers Women to Navigate the Pivotal Transition with Knowledge and Confidence. New York: Avery, 2024.

PARK, H.; MARSTON, L.; MUKADAM, N. The Effects of Estrogen on the Risk of Developing Dementia: A Cohort Study Using the UK Biobank Data. **American Journal of Geriatric Psychiatry**, Washington, ano 32, n. 7, p. 792-805, jul 2024. Disponível em: pubmed.ncbi.nlm.nih.gov/38310026/. Acesso em: 12 dez. 2024.

PARK, S. *et al*. Association Between Changes in Oestradiol and Follicle-Stimulating Hormone Levels During the Menopausal Transition and Risk of Diabetes. **Diabetic Medicine**, [*s.l.*], ano 34, n. 4, p. 531-538, 2017. Disponível em: pubmed.ncbi.nlm.nih.gov/27973745/. Acesso em: 10 jan. 2025.

PHILLIPS, N; BACHMANN, G. The Genitourinary Syndrome of Menopause. **Menopause**, New York, ano 28, n. 5, p. 579-588, 2021. Disponível em: pubmed.ncbi.nlm.nih.gov/33534428/. Acesso em: 10 jan. 2025.

REUS, T. *et al*. Revisiting the Effects of Menopause on the Skin: Functional Changes, Clinical Studies, in Vitro Models and Therapeutic Alternatives. **Mechanisms of Ageing and Development**, [*s.l.*], ano 185, jan. 2020. Disponível em: pubmed.ncbi.nlm.nih.gov/31811831/. Acesso em: 10 jan. 2025.

SANTOS, R. *et al*. Lacking of Estradiol Reduces Insulin Exocytosis From Pancreatic β-Cells and Increases Hepatic Insulin Degradation. **Steroids**,

Watermael-Boitsfort, ano 116, p. 16-24, 2016. Disponível em: pubmed. ncbi.nlm.nih.gov/27192429/. Acesso em: 10 jan. 2025.

SARREL, P. *et al*. The Mortality Toll of Estrogen Avoidance: An Analysis of Excess Deaths Among Hysterectomized Women Aged 50 to 59 Years. **American Journal of Public Health**, Washington, ano 103, n. 9, p. 1583-1588, set. 2013. Disponível em: pubmed.ncbi.nlm.nih.gov/23865654/. Acesso em: 10 jan. 2025.

SINGH, M. *et al*. Brain-Derived Neuerotrophic Factor and Related Mechanisms That Mediate and Influence Progesterone-Induced Neuroprotection. **Frontiers in Endocrinology**, Lausanne, ano 15, n. 12, 26 fev. 2024. Disponível em: pubmed.ncbi.nlm.nih.gov/38469139/. Acesso em: 10 jan. 2025.

TOUMBA, M. *et al*. Estrogen Receptor Signaling and Targets: Bones, Breasts and Brain (Review). **Molecular Medicine Reports**, London, ano 30, n. 2, ago. 2024. Disponível em: pubmed.ncbi.nlm.nih.gov/38904201/. Acesso em: 10 jan. 2025.

TUREK, J.; GĄSIOR, Ł. Estrogen Fluctuations During The Menopausal Transition Are a Risk Factor for Depressive Disorders. **Pharmacologial Reports**, [*s.l.*] ano 75, p. 32-43, 2023. Disponível em: link.springer.com/article/10.1007/s43440-022-00444-2. Acesso em: 30 out. 2024.

VISSER, M.; BENNINK, H. Clinical Applications for Estetrol. **The Journal of Steroid Biochemistry and Molecular Biology**, Oxford, ano 114, n. 1-2, p. 85-89, mar. 2009. Disponível em: pubmed.ncbi.nlm.nih.gov/19167495/. Acesso em: 10 jan. 2025.

WALLACE, W.; KELSEY, T. Human Ovarian Reserve From Conception to the Menopause. **Plos One**, San Francisco, ano 5, n. 1, 27 jan. 2010. Disponível em: doi.org/10.1371/journal.pone.0008772. Acesso em: 6 dez. 2024.

WANG, X. *et al*. The Role of Estrogen in Alzheimer's Disease Pathogenesis and Therapeutic Potential in Women. **Molecular and Cellular Biochemistry**, Cambridge, 01 ago. 2024. Disponível em: pubmed.ncbi.nlm.nih.gov/39088186/. Acesso em: 10 jan. 2025.

ZOUBOLIS, C. *et al*. Skin, Hair and Beyond: The Impact of Menopause. **Climacteric**, London, ano 25, n. 5, p. 434-442, out. 2022. Disponível em: pubmed.ncbi.nlm.nih.gov/35377827/. Acesso em: 10 jan. 2025.

6. TUDO O QUE VOCÊ PRECISA SABER SOBRE A TERAPIA DE REPOSIÇÃO HORMONAL

FADAL, T. [**Why does hormone replacement therapy get such a bad reputation?**]. 4 set. 2024. Instagram: tamsenfadal. Disponível em: www.instagram.com/reel/C_f29dcuKuR. Acesso em: 28 out. 2024.

FSRH Clinical Guideline: Contraception for Women Aged over 40 Years. **FSRH**, London, jul. 2023. Disponível em: www.fsrh.org/Public/Documents/fsrh-guidance-contraception-for-women-aged-over-40-years-2017.aspx. Acesso em: 10 jan. 2025.

GRANDI, G. *et al*. Contraception During Perimenopause: Practical Guidance. **International Journal of Women's Health**, [*s.l.*], ano 14, p. 913-929, jul. 2022. Disponível em: pmc.ncbi.nlm.nih.gov/articles/PMC9296102/. Acesso em: 10 jan. 2025.

HICKEY, M. *et al*. Normalizing Menopause. **The BMJ**, London, ano 377, n. 8341, 15 jun. 2022. Disponível em: pubmed.ncbi.nlm.nih.gov/35705221/. Acesso em: 23 dez. 2024.

POMPEI, L. *et al*. Profile of Brazilian Climacteric Women Results from the Brazilian Menopause Study. **Climateric**, London, ano 25, n. 5, p. 523-529, 2022. Disponível em: observatorio.fm.usp.br/entities/publication/87ecbfcf-b0f9-45b3-9f3d-f4d13d34bd96. Acesso em: 5 dez. 2024.

SALAS-WHALEN, R. [**Staggering Data Presented Recently at The Menopause Society 2024 Annual Meeting in Chicago**]. 19 set. 2024. Instagram: drsalaswhalen. Disponível em: www.instagram.com/p/DAHJ1SWBxa4. Acesso em: 4 nov. 2024.

TESTOSTERONE Now Licensed for Women in Australia. **Balance**, Stratford-upon-Avon, 24 nov. 2020. Disponível em: www.balancemenopause.com/news/testosterone-now-licensed-for-women-in-australia/. Acesso em: 18 dez. 2024.

TIME for a Balanced Conversation About Menopause. **The Lancet**, New York, ano 403, n. 10430, p 877, 9 mar. 2024. Disponível em: www.thelancet.com/journals/lancet/article/PIIS0140-6736(24)00462-8/fulltext. Acesso em: 23 dez. 2024.

UNDERSTANDING the Risk of Breast Cancer (infográfico). **Women's Health Concern**, London, jan. 2023. Disponível em: thebms.org.uk/wp-content/uploads/2023/01/WHC-Infographics-JANUARY-2023-BreastCancerRisks.pdf. Acesso em: 30 out. 2024.

7. IMPLANTES HORMONAIS: UMA DISCUSSÃO IMPORTANTE

ABBASI, A. *et al*. The Quality of Evidence Supporting Clinical Practice Guidelines in General Surgery: A Meta-Analysis. **JAMA Surgery**, Chicago, 20 nov. 2024, versão digital antecipada. Disponível em: pubmed.ncbi.nlm.nih.gov/39565614/. Acesso em: 16 dez. 2024.

ABOUT Testopel. **Testopel**, 2023. Disponível em: www.testopel.com/about-testopel. Acesso em: 10 jan. 2025.

BESTE, M. *et al*. Vaginal estrogen use in breast cancer survivors: a systematic review and meta-analysis of recurrence and mortality risks. **American Journal of Obstetrics Gynecology**, Oxford, 6 nov. 2024. www.ajog.org/article/S0002-9378(24)01126-8/abstract. Acesso em: 10 jan. 2025.

BRASIL. Ministério da Saúde. Anvisa. Resolução-re nº 4.353, de 21 de novembro de 2024. Disponível em: www.in.gov.br/web/dou/-/resolucao-re-n-4.353-de-21-de-novembro-de-2024-597098013. Acesso em: 10 jan. 2025.

CANTARELLI, G. Clinical and Histomorphometric Evaluation of the Vagina Following Treatment With CO2 Laser, Radiofrequency, and Promestriene for Genitourinary Syndrome of Menopause in Breast

Cancer Survivors on Adjuvant Therapy. **Maturitas**, Singapura, n. 156, jan. 2025. Disponível em: pubmed.ncbi.nlm.nih.gov/39566128/. Acesso em: 10 jan. 2025.

COLABORAÇÃO. Poder Saúde: Técnica inovadora de cirurgia íntima apresentada em Congresso Internacional. **Poder**, 8 jul. 2024. Disponível em: revistapoder.uol.com.br/2024/07/08/poder-saude-tecnica-inovadora-de-cirurgia-intima-apresentada-em-congresso-internacional/. Acesso em: 10 jan. 2025.

COUTINHO, E. **Menstruação, a sangria inútil**. São Paulo: Gente, 1996.

FILIPPINI, M. CO2-Laser Therapy and Genitourinary Syndrome of Menopause: A Systematic Review and Meta-Analysis. **The Journal of Sexual Medicine**, Oxford, ano 19, n. 3, p. 452-470, mar. 2022. Disponível em: pubmed.ncbi.nlm.nih.gov/35101378/. Acesso em: 10 jan. 2025.

GARCIA, M. Na busca pela "vulva perfeita", Brasil é líder em cirurgias na "ppk": saiba o que é a labioplastia e quando é indicada. **G1 Saúde**, 27 ago. 2022. Disponível em: g1.globo.com/saude/sexualidade/noticia/2022/08/27/na-busca-pela-vulva-perfeita-brasil-e-lider-em-cirurgias-na-ppk-saiba-o-que-e-a-labioplastia-e-quando-e-indicada.ghtml. Acesso em: 10 jan. 2025.

GRANCHI, G. Por que Brasil é líder em plásticas na vulva. **BBC Brasil**, 27 ago. 2024. Disponível em: www.bbc.com/portuguese/articles/cp812lydlz2o. Acesso em: 10 jan. 2025.

HOWICK, J. *et al*. Most Healthcare Interventions Tested in Cochrane Reviews are Not Effective According to High Quality Evidence: A Systematic Review and Meta-Analysis. **Journal of Clinical Epidemiology**, Philadelphia, ano 148, p. 160-169, ago. 2022. Disponível em: pubmed.ncbi.nlm.nih.gov/35447356/. Acesso em: 10 jan. 2025.

MANICA, D.; NUCCI, M. Sob a pele: implantes subcutâneos, hormônios e gênero. **Horizontes Antropológicos**, Porto Alegre, ano 23, n. 47, jan-abr 2017. Disponível em: www.scielo.br/j/ha/a/L9VmZKfXKnNyDFwbk3VxNGB. Acesso em: 10 jan. 2025.

MEDICINA: uma paixão herdada. **Dr. Elsimar Coutinho**, 2022. Disponível em: elsimarcoutinho.com.br/pt/historia/biografia. Acesso em: 10 jan. 2025.

MENSION, E. Vaginal Laser Therapy for Genitourinary Syndrome of Menopause – Systematic Review. **Maturitas**, Singapura, n. 156, p. 37-59, fev. 2022. Disponível em: pubmed.ncbi.nlm.nih.gov/34217581/. Acesso em: 10 jan. 2025.

PADOVESI, I. Implantes hormonais são proibidos no Brasil: a polêmica do chip da beleza. **Terra**, São Paulo, 21 out. 2024. Disponível em: www.terra.com.br/vida-e-estilo/saude/implantes-hormonais-sao-proibidos-no-brasil-a-polemica-do-chip-da-beleza,ccb44c914a9dcd45bfd6255a507070aawujmztbt.html?. Acesso em: 10 jan. 2025.

REDAÇÃO. Chip da beleza divide opiniões entre famosas; veja prós e contras. **Quem**, 20 04 2023. Disponível em: revistaquem.globo.com/saude/noticia/2023/04/chip-da-beleza-divide-opinioes-entre-famosas-veja-pros-e-contras.ghtml. Acesso em: 10 jan. 2025.

REDAÇÃO. Ginecologista brasileiro apresenta nova técnica de cirurgia íntima. **Terra**, 12 jul 2024. Disponível em: www.terra.com.br/vida-e-estilo/saude/ginecologista-brasileiro-apresenta-nova-tecnica-de-cirurgia-intima,e398133f95604d54b80bec73296b6e587mk8qgen.html?. Acesso em: 10 jan. 2025.

SENADO debate proibição dos implantes hormonais manipulados – 22/11/24. **Senado Notícias**, Brasília, 22 nov. 2024. Disponível em: www12.senado.leg.br/noticias/videos/2024/11/ao-vivo-senado-debate-proibicao-dos-implantes-hormonais-manipulados-2013-22-11-24 Acesso em: 10 jan. 2025.

8. TRATAMENTOS NÃO HORMONAIS: INFORMAÇÕES E OPÇÕES DISPONÍVEIS

ARRUDA, M. **Desbloqueie o poder da sua mente**: programe o seu subconsciente para se libertar das dores e inseguranças e transforme sua vida. São Paulo: Gente, 2018.

BITTEL, J. Os humanos não são mais os únicos primatas que passam pela menopausa. **National Geographic Brasil**, São Paulo, 6 nov. 2023. Disponível em: www.nationalgeographicbrasil.com/animais/2023/11/os-humanos-nao-sao-mais-os-unicos-primatas-que-passam-pela-menopausa. Acesso em: 19 dez. 2024.

POMPEI, L. *et al.* (org.). **Consenso Brasileiro de Terapêutica Hormonal da Menopausa**. Associação Brasileira de Climatério. São Paulo: Leitura Médica, 2018.

9. UMA JANELA DE OPORTUNIDADE, POR DRA. TASSIANE ALVARENGA

HOGE, E. *et al.* Mindfulness-Based Stress Reduction vs Escitalopram for the Treatment of Adults With Anxiety Disorders: A Randomized Clinical Trial. **JAMA Psychiatry**, Bellmont, ano 80, n. 1, p. 13-21, 9 nov. 2022. Disponível em: jamanetwork.com/journals/jamapsychiatry/fullarticle/2798510. Acesso em: 10 jan. 2025.

KEUM, N. *et al.* Adult Weight Gain and Adiposity-related Cancers: A Dose-response Meta-analysis of Prospective Observational Studies. **Journal of the National Cancer Institute**, Oxford, ano 107, n. 2, 10 mar. 2010. Disponível em: pubmed.ncbi.nlm.nih.gov/25757865/ e pubmed.ncbi.nlm.nih.gov/28246088/. Acesso em: 20 dez. 2024.

LLOYD-JONES, D. *et al.* Life's Essential 8: Updating and Enhancing the American Heart Association's Construct of Cardiovascular Health: A Presidential Advisory From the American Heart Association. **Circulation**, Dallas, ano 146, n. 5, 2 ago. 2022. Disponível em: www.ahajournals.org/doi/full/10.1161/CIR.0000000000001078. Acesso em: 20 dez. 2024.

10. FITOTERÁPICOS, VITAMINAS E SUPLEMENTOS: POSSIBILIDADES E PONTOS DE ATENÇÃO

PEREIRA, R. Creatina: teste de associação de produtos nutricionais reprova 25 marcas do suplemento, veja a lista. **O Globo**, Rio de Janeiro, 23 maio 2024. Disponível em: oglobo.globo.com/saude/noticia/2024/05/23/creatina-teste-de-associacao-de-produtos-nutricionais-reprova-25-marcas-do-suplemento-veja-a-lista.ghtml. Acesso em: 20 dez. 2024.

PROTESTE – Teste Whey Protein. **Abenutri**, 6 out. 2018. Disponível em: www.abenutri.org/proteste-teste-whey-protein/. Acesso em: 23 dez. 2024.

11. PREPARANDO-SE PARA A SUA CONSULTA

GET Our Menopause Symptom Tracker. **MenoPause Foundation of Canada**, 2024. Disponível em: menopausefoundationcanada.ca/resources/menopause-symptoms/. Acesso em: 10 jan. 2025.

12. CELEBRANDO A AUTONOMIA

CAROLINA Dieckmann rebate críticas sobre aparência: "O que seria certo? Me tornar invisível?". **Correio do Povo**, 25 jul. 2024. Disponível em: www.correiodopovo.com.br/arteagenda/carolina-dieckmann-rebate-criticas-sobre-aparencia-o-que-seria-certo-me-tornar-invisivel-1.1515847?. Acesso em: 10 jan. 2025.

Este livro foi impresso
pela Edições Loyola em
papel pólen bold 70 g/m²
em março de 2025.